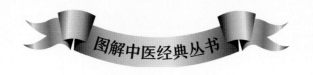
图解中医经典丛书

中医入门

一部内经养百岁

臧俊岐◎主编

25种
《黄帝内经》养生食材

U0263769

SPM 南方出版传媒
广东科技出版社 | 全国优秀出版社
·广州·

图书在版编目（CIP）数据

中医入门：一部内经养百岁/臧俊岐主编. —广州：
广东科技出版社，2018.3
　（图解中医经典丛书）
　ISBN 978-7-5359-6839-5

　Ⅰ.①中…　　Ⅱ.①臧…　　Ⅲ.①《内经》—图解　　Ⅳ.①R221-64

　中国版本图书馆CIP数据核字(2017)第331323号

中 医 入 门：一 部 内 经 养 百 岁
Zhongyi Rumen: Yibu Neijing Yang Baisui

责任编辑：方　敏　李　莎
封面设计：深圳市金版文化发展股份有限公司
责任校对：杨崚松
责任印制：林记松
出版发行：广东科技出版社
　　　　　（广州市环市东路水荫路11号　邮政编码：510075）
http://www.gdstp.com.cn
E-mail: gdkjyxb@gdstp.com.cn（营销）
E-mail: gdkjzbb@gdstp.com.cn（编务室）
经　　销：广东新华发行集团股份有限公司
印　　刷：深圳市雅佳图印刷有限公司
　　　　　（深圳市龙岗区坂田大发路29号C栋1楼　邮政编码：518000）
规　　格：723mm×1 020mm　1/16　印张12　字数280千
版　　次：2018年3月第1版
　　　　　2018年3月第1次印刷
定　　价：38.80元

Preface 序言

读《黄帝内经》，悟养生之道

《黄帝内经》是我国现存文献中最早、最完善的一部医学典籍，成书于春秋战国时期，总结了春秋至战国时期的医疗经验和学术理论。它为我们解读了人体内的五脏六腑及经络系统如何运作，如何影响我们身体的健康。教人如何因地制宜、顺时养生，如何根据个人体质养生，如何调节人体的阴阳平衡，如何调节自己的情志，如何追求至上的生命质量。

《黄帝内经》作为中医之源，不仅是人类历史上最早、最完整的古典医学著作，也是通达所有知识领域的哲学思想巨著。它以天人相应的观念和阴阳五行的理论为基础，并在此基础之上衍生出改善自我体质、调整体内阴阳平衡的养生方法。通过阴阳调和、四时顺养等养生理论，指导人们走向人类养生的最高境界——尽终其天年，度百岁乃去。更为重要的是《黄帝内经》所谈论的都是我们生活中耳熟能详的事物，如春夏秋冬、衣食住行、喜怒哀乐……《黄帝内经》不仅是中医学之宗，还是指导我们日常生活、饮食起居的健康法则，更是养生长寿之道。

然而，《黄帝内经》中层层交错的概念、相互叠加的理论及深奥刻板的术语，常常会使我们如坠入云雾之中。为此，本书将从饮食、经络、情志、四季及防病治病等将《黄帝内经》中的养生精华为大家——详解，在遵循《黄帝内经》"治未病"思想方面的同时，又特别从历代中医经典中摘取顺应自然的养生方法，让大家更好地掌握。在本书的最后，又附加了现代生活中常见病的预防和治疗，希望能够帮助大家应用养生之道治病防病。

另外，为了方便大家的理解，本书采用了图文并茂的编写方式，绘制了很多生动而贴切的图画来辅助说明书中的知识，希望大家能够轻松而准确地掌握养生之道。

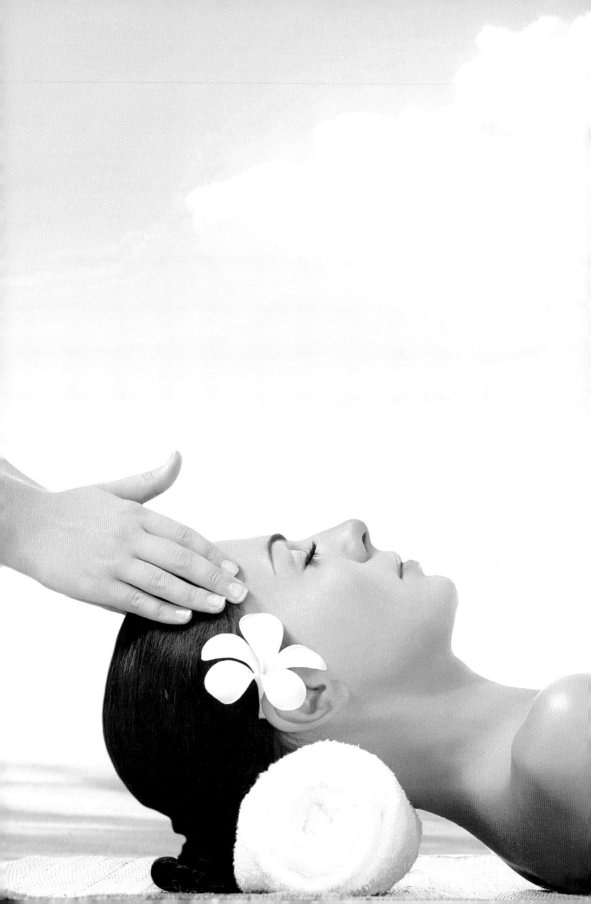

CONTENTS 目录

第1章 《黄帝内经》
——传承千年的养生经典

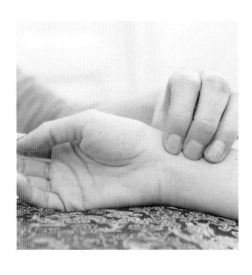

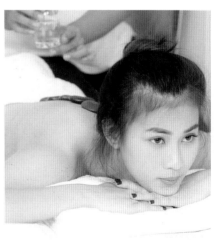

第2章 《黄帝内经》中的 九种体质辨证养生

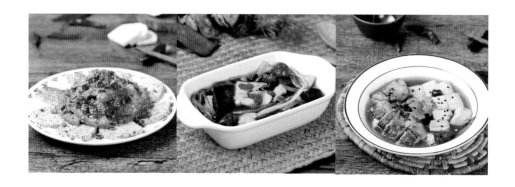

第**3**章　顺应四季养生法

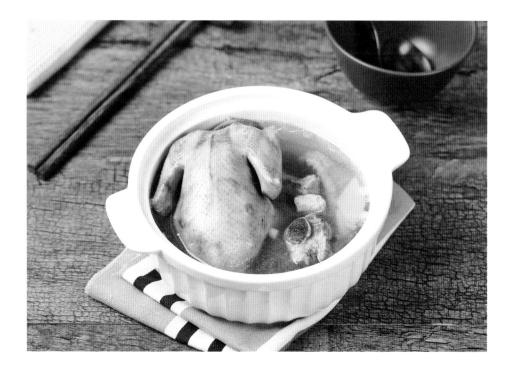

第**4**章 十二时辰养生法

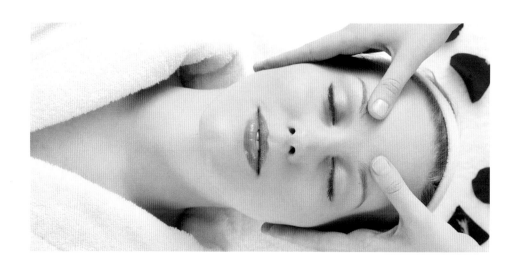

第5章　巧用经络穴位得长寿

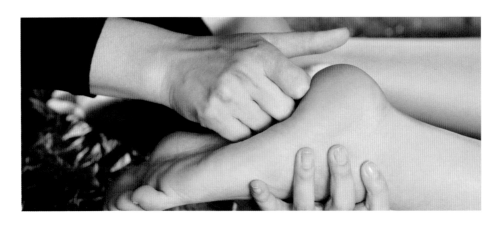

第**6**章　药食同源，食养药补活百岁

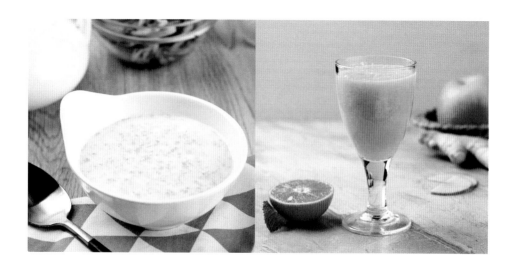

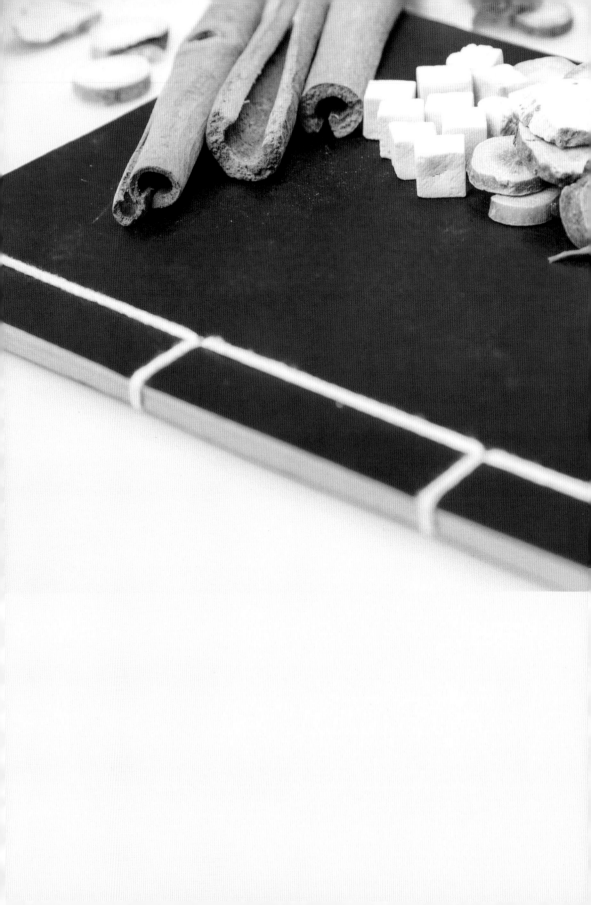

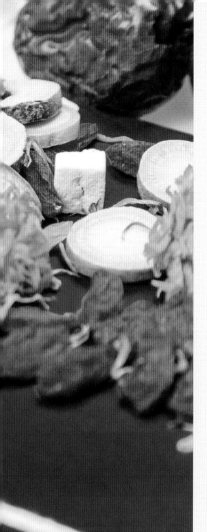

第1章

——《黄帝内经》

传承千年的养生经典

《黄帝内经》自成书之日起，流传数千年，以其博大精深的思想和内涵，吸引着一代又一代医家、养生爱好者研读、实践它的思想。《黄帝内经》到底是一本什么样的书？何以能称为长寿之典？流传数千年而且不断被人们接受、发扬光大？接下来，我们将一一为您解答。

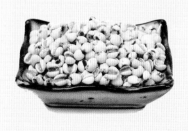

《黄帝内经》的思想精髓：治未病

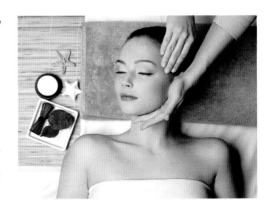

"不治已病治未病"是《黄帝内经》的核心思想。指人体在没有产生疾病时就应根据自身情况强身健体，预防疾病的发生，达到健康长寿的目的。在《黄帝内经》的《素问·四气调神大论篇》中说："是故圣人不治已病治未病，不治已乱治未乱，此之谓也。夫病已成而后药之，乱已成而后治之，譬犹渴而穿井，斗而铸锥，不亦晚乎！"

这段话从正反两方面强调治未病的重要性，已成为预防医学的座右铭。

其实，《黄帝内经》所倡导的"不治已病治未病"，不仅仅包括未病先防这一概念，还可以延伸为"已病防变、已变防渐"等多个方面的内容。它告诉人们不但要治病而且要防病，不但要防病而且要注意阻挡病变发生的趋势，并在病未产生之前就想好能够采用的施救方法，这样才是"治病十全"的"上工之术"。

其实，人每病一次，就会给身体造成一次伤害，而这个伤害在病愈后看似已经消失，但实际上它或多或少都会给身体带来看不见的虚损。就好比一辆汽车，每修理一次，它的各个零部件之间的配合度、总体性能都会不知不觉地下降，不管怎样修理，换上多好的零件，这种配合度永远都比不上原装。聪明的爱车人，会加强日常的保养，预防汽车出问题。人体也是一样，所以金元时期的朱丹溪在其书《丹溪心法·不治已病治未病》中说："与其救疗于有疾之后，不若摄养于无疾之先。"意思是说与其等有病后抢救治疗，不如在没病前就进行身体保养。

当然，要身体完全不生病几乎是不可能的，生老病死是自然规律，这一点任何人都无法避免。但是人们却完全可以通过日常养生，做到疾病没来早预防，尽量推迟"大修"的时间，减少"大修"的次数，让寿命更接近天年。

经络学说：人体的"百宝药箱"

经络是人体气血运行、脏腑和体表及全身各部的通道，是人体功能的调控系统。经络学也是人体针灸和按摩的基础，是中医学的重要组成部分。

"经"的原意是"纵丝"，有路径的意思，简单说就是经络系统中的主要路径，存在于机体内部，贯穿上下，沟通内外；"络"的原意是"网络"，简单说就是主路分出的辅路，存在于机体的表面，纵横交错，遍布全身。《灵枢·脉度》中说：经脉循行于人体深部，从中分支出来并在经脉之间横行联络的叫作络脉，别出络脉的分支叫孙络。

经络的主要内容有：十二经脉、十二经别、奇经八脉、十五络脉、十二经筋、十二皮部等。其中属于经脉方面的，以十二经脉为主；属于络脉方面的，以十五络脉为主。它们纵横交贯，遍布全身，将人体内外、脏腑、肢节联成为一个有机的整体。

经络与脏腑的对应关系。可以从十二经脉的名称看出来：肺—手太阴肺经，大肠—手阳明大肠经，胃—足阳明胃经，脾—足太阴脾经，心—手少阴心经，小肠—手太阳小肠经，膀胱—足太阳膀胱经，肾—足少阴肾经，心包—手厥阴心包经，三焦—手少阳三焦经，胆—足少阳胆经，肝—足厥阴肝经。

病变的产生多是由于经络不通所致，如：黄疸、突发性疼痛、癫疾、狂症、气逆等，是经络气机持续上逆形成的。在治疗上，针灸是疏通经络的一种重要方法。一些的医生只知道死守与症状相对应的若干穴位来进行治疗，而精通经络的医生却注重观察病人经络中气机的变化，并以此为依据来选取相应的穴位进行治疗。

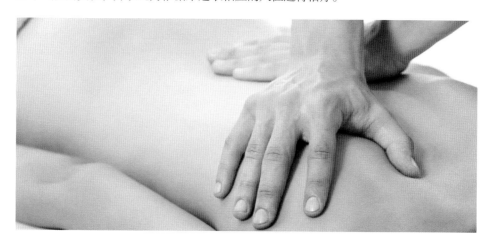

病因学说：探究疾病发生的源头

病因学说是研究致病因素及其性质、致病特点及其临床表现的学说。饮食、四季变换、地域区别都是病因等研究的对象。

饮食不当，容易破坏食物在体内的运行规律，伤害五脏。脾病要忌温热饮食，不能吃得过饱；肺病忌寒冷饮食；发热严重时忌强进饮食；在热病稍有好转时，食用肉类会导致热病复发；过量饮食会造成余热难退。

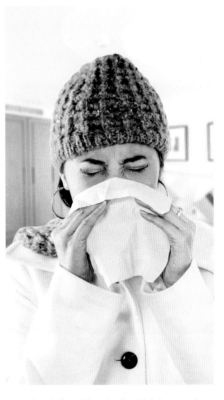

春季多风，容易出现恶寒发热的疾病，是因为感受外界风邪，所以春天伤于风邪，邪气滞留不去，到了夏天便出现完谷不化的泄泻。夏季高温，容易感受暑热邪气，邪气潜藏，秋季便出现疟疾。秋季干燥，人们要注意养肺，早睡早起，促使精神情志安宁，使秋气平定，肺气清肃。秋季感受了湿邪，邪气伏藏。冬季肺气上逆而成咳嗽、痿症；冬季寒冷，是生机潜伏、万物蛰藏的季节，自然界中的阳气深藏而阴寒之气很盛，感受寒邪，邪气潜伏，第二年春季便出现温病。

不同地区的人，由于生活习惯不同，所处环境不同，易发疾病的原因也不同。东方气候温和，人们以鱼盐为美食，肌腠疏松，易发痈疡一类的疾病；南方阳气旺盛，地势低凹潮湿，人们喜吃酸味及发酵食品，腠理致密而带红色，多发生筋脉拘急、肢体麻痹疾病；西方多沙石，风沙多，水土之性刚强，人们食的是肥美多脂的肉类，肌肤致密，疾病多是从体内而生；北方地理位置高，气候寒冷，人们多食用乳类食物，内脏受寒时易得胀满一类的疾病；中部地区地势平坦湿润，物产丰富，生活比较安逸，多患四肢痿弱、厥逆、寒热一类疾病。

五脏养生智慧

五行对应五脏

五行学说是《黄帝内经》的一个重要理论，古人认为，宇宙由木、火、水、土、金五种基本的物质构成，并以五行之间的相生相克规律来认识世界，解释和探求自然规律。

五行之间有着相生相克和相乘相侮的规律，具体表现如下。相生：木生火，火生土，土生金，金生水，水生木。相克：木克土，土克水，水克火，火克金，金克木。相乘（五行中的一行对另一行克制太过）：木乘土，土乘水，水乘火，火乘金，金乘木。相侮（五行中的一行对克己者反克）：木侮金，金侮火，火侮水，水侮土，土侮木。

《黄帝内经》认为，东方青色，与肝相应，肝在五味为酸，在五行属木，在五畜为鸡，在五谷为麦，在四季与春季相应，在天体中与岁星相应。

◎南方红色，与心相应，心在五味为苦，五行属火，五畜为羊，五谷为黍，与夏季相应，在天体中与荧惑星相应。

◎中央黄色，与脾相应，脾在五味为甘，五行属土，五畜为牛，五谷为稷，与长夏季节相应，在天体中与镇星相应。

◎西方白色，与肺相应，肺在五味为辛，五行属金，五畜为马，五谷为稻，与秋季相应，在天体中与太白星相应。

◎北方黑色，与肾相应，肾在五味为咸，五行属水，五畜为猪，五谷为豆，与冬季相应，在天体中与辰星相应。

自然界四季的交替、五行的演变，形成生、长、化、收、藏的过程，产生风、寒、暑、燥、湿。人有心、肝、脾、肺、肾五脏，化生心气、肝气、脾气、肺气、肾气，从而产生喜、怒、悲、忧、恐五种情志。

五音疗五脏

相传在古代，真正好的中医不用针灸或中药，而是用音乐。一曲终了，病退人安。中医的经典著作《黄帝内经》2 000多年前就提出了"五音疗疾"的理论。《左传》中更说，音乐像药物一样有味道，可以使人百病不生，健康长寿。古代贵族宫廷配备乐队歌者，不单为了娱乐，还有一项重要作用是用音乐舒神静性、颐养身心。

"百病生于气"！这个"气"不仅是情绪，五脏的脏气也包含其中。根据每个人自身的身体结构不同、五脏在脏气上的差异，配合不同的音乐，就可以使五音防病、养身。当然，我们并不是用某个音去调理某个脏器，而是运用五行原理，使它们相生、相克又相互制约，五音搭配组合，适当突出某一种音来调和身体。

1. 为什么音乐可以治病

音乐可以深入人心，在中医心理学中，音乐可以感染、调理情绪，进而影响身体。在聆听中让曲调、情志、脏气共鸣互动，达到动荡血脉、通畅精神和心脉的作用。生理学上，当音乐振动与人体内的生理振动（心率、心律、呼吸、血压、脉搏等）相吻合时，就会产生生理共振、共鸣。这就是"五音疗疾"的身心基础。

现代科学实验已经证明，音乐能够直接作用于人的脑电波、心率和呼吸频率，能直接影响人的生理和心理。

中医认为，音乐有归经、升降浮沉、寒热温凉，具有中草药的各种特性。而且音乐用不同的配器、节奏、力度、和声等等，彼此配伍，如同中药处方中有君臣佐使的区别一样。

2. 听什么歌补什么脏？

中医的音乐疗法是根据宫、商、角、徵、羽5种民族调式音乐的特性与五脏五行的关系来选择曲目，进行治疗的。

宫调式乐曲，风格悠扬沉静、淳厚庄重，有如"土"般宽厚结实，可入脾。

商调式乐曲，风格高亢悲壮、铿锵雄伟，具有"金"之特性，可入肺。

角调式乐曲构成了大地回春、万物萌生、生机盎然的旋律，曲调亲切爽朗，具有"木"之特性，可入肝。

徵调式乐曲，旋律热烈欢快、活泼轻松，构成层次分明、情绪欢畅的感染气氛，具有"火"之特性，可入心。

羽调式音乐，风格清纯，凄切哀怨，苍凉柔润，如行云流水，具有"水"之特性，可入肾。

不同类型的病人，可根据不同个性选用不同的音乐疗法。对于肿瘤病人采用音乐疗法也是治疗中不可缺少的有效手段之一。肿瘤的发生与心理因素有关，音乐疗法可改变肿瘤病人的情绪，提高免疫功能，减少肿瘤的发生和发展。肿瘤患者易出现暴躁、压抑、悲哀、愤怒、绝望的恶劣情绪，大多预后较差；反之，保持乐观良好的情绪，使免疫功能增强，有利于抑制和清除癌细胞，使病情稳定或好转。

养心——心为气血之养

在《黄帝内经》的《素问·调经论》中就有记载："人之所有者，血与气耳。"人体的五脏六腑、骨骼经络乃至毛发皮肤都必须依赖气血的滋养，没有气血就没有生命。而气血的根本来源就是我们的心。中医里讲"心藏神"，即指心脏掌控人的情绪。所以，心绪必须稳定、平和，这样人才会健康长寿。《黄帝内经》讲："心为君主之官，主不明，则十二官危。"意思是说，如果心里不平静，人体所有的脏腑就会陷入危险的境地。

心为五脏之主，是全身血脉的总枢纽。日常生活中，任何一种不良情绪都会对其有不好的影响。所以，心脏最勤奋，也最容易受伤。

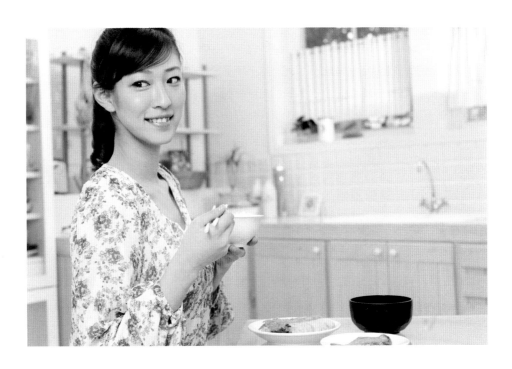

在中医理论中，心为神之居、血之主、脉之宗，在五行属火，配合其他所有脏腑功能活动起着主宰生命的作用。心的主要生理功能有两个。

心主血脉

心主血脉包括主血和主脉两个方面：全身的血，都在脉中运行，依赖于心脏输送到全身。另外，心与血脉相连，心脏所主之血，称之为心血，心血除参与血液循环、提供营养各脏腑组织器官之外，又为情志活动提供物质，同时贯注到心脏本身，维持心脏的功能活动。因此，心气旺盛、心血充盈、脉道通利，心主血脉的功能才能正常，血液才能在脉管内正常运行。如果心气虚弱，心血不足，则血脉滞涩，其脉象无力，甚至没有稳 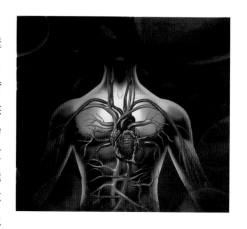 定的节律，人会感到心悸；再甚者，如果心血瘀阻，就可能出现心口闷疼、脸色青紫等现象。心主血脉让我们明白了心在血液循环系统中的重要性，在心的主宰下、心气的推动下，血液于脉中运行，到达五脏六腑、四肢百骸。

心主神志

心对于人体，如同君主在国中的主宰地位；九窍各有不同的功能，正如百官各司其职。如果心能正常运转，九窍各器官就能有条不紊地发挥作用；如果心里充满着各种嗜欲杂念，九窍各器官则运转紊乱，失去各自应有的作用。

心主神明的功能正常，则精神健旺，神志清楚；反之，则神志异常，出现惊悸、健忘、失眠、癫狂等症候，也可引起其他脏腑的功能紊乱。另外，心主神明还说明，心是人生命活动的主宰，统率各个脏器，使之相互协调，共同完成各种复杂的生理活动，以维持人的生命活动，如果心脏出现病变，其他脏腑的生理活动也会因此出现紊乱进而产生疾病。因此，养神明是养心的重要一点。

正因为心脏对人体健康起着决定性的作用，我们平常要加强对心脏的养护，还要多注意自身的变化，以便尽早发现心脏疾病。中医认为"心开窍于舌""舌为心之苗"，也就是说心与舌的关系密切，心脏的情况可以通过舌的色泽及形体表现出来。心的功能正常，则舌红润柔软，运动灵活，味觉灵敏，语言流利；心脏气血不足，则舌质淡白，舌体胖嫩。

所以，心的养生保健方法要以保证心脏主血脉、主神志的功能正常为主要原则。

徵音养心

心脏通常不会偷懒，它一刻不停地搏动完全符合属于火的特性。心脏掌控着精神和血液的循环，然而，现实的生活和工作压力、不断在减少的睡眠、很少运动的身体……无一不在伤害我们的心脏，所以很容易出现心脏系统的不适。

属心的音阶：徵音，相当于简谱中的"5"。徵调式乐曲热烈欢快，活泼轻松，构成层次分明、性情欢畅的气氛，具有"火"之特性，可入心。

最佳曲目：《紫竹调》。心气需要平和，这首曲子中，将属于火的徵音和属于水的羽音配合得很独特，补水可以使心火不至于过旺，补火又可使水气不至于过凉，利于心脏的功能运转。

最佳欣赏时间：21：00-23：00。中医最讲究睡子午觉，所以一定要在子时之前就让心气平和下来，过早过晚都不太合适。

适合人群：失眠、心慌、心胸憋闷、胸痛、烦躁、舌尖部溃疡者。

伴茶：准备一杯红茶，略加少量绿茶，可以补益心脏。

养肝——肝胆相照，百病难有

《素问·灵兰秘典论》讲道："肝者，将军之官，谋虑出焉。"乍一看会觉得这个说法有些荒谬，谋略不是出自大脑吗？与肝有什么关系？不妨把这句话看作一则生动的比喻，肝脏相当于一位领兵作战的大将军，不仅可以上阵杀敌，还能够运筹帷幄。肝像将军一样，捍卫周身，"保护君主，平叛诸乱"（解毒），且又有分寸。

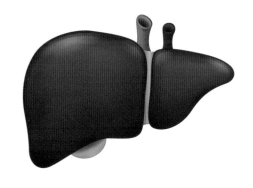

肝能调理全身气机，这主要依赖于肝的疏泄功能。肝属于春天的风木之脏，它的生理特性就好像春天的树木一样，生机勃勃，有向上、升发的特性。"疏"可使气的运行通而不滞；"泄"可使气散而不郁。肝的疏泄功能正常，气机的运动畅达，升降出入自然有序，血液的循行和津液的输布就能顺利进行，脏腑功能也因此正常运行。如果肝的疏泄功能失常，必然会造成肝气瘀滞，表现为胸部郁闷不适、腹部胀痛、无食欲等症状。另外，气机瘀滞时间一长，还会影响到血液的循行，必然导致全身各组织器官长期供血不足，影响其生长和营运功能，这样，体内毒素和产生的废物不能排出，长期堆积在体内，就会发展成恶性肿瘤，也就是我们闻之色变的癌。另外，肝的疏泄功能失常，气机失调，还会令体内水液不能化生为人体所必需的津液，反而积聚成痰。痰同瘀滞的气交织在一起，阻在人体的咽喉部位，形成中医上的"梅核气"，咽不下，咳不出，非常痛苦。

肝的这种疏泄功能也影响着人的情志。因为，人类正常的情志变化依赖于气血的正常运行。如果肝的疏泄功能正常，气机运行协调有序，气血畅通，人的心情会就变得开朗；反之，当肝的疏泄功能失常，气机运行不畅，则会抑郁、闷闷不乐。

脾胃的运化、胆汁的分泌也受到肝的疏泄功能的影响，肝气畅达则有利于营养物质的消化吸收、代谢产物的排泄，肝的疏泄功能还影响着男子精液的制造和女子经血的下泄。

总之，肝作为保卫人体健康的"将军"，无论是身体哪个部位有需求，它都会发挥气机的疏泄功能，或升或降，或出或入。

那么如何通过养肝来养气血呢？

第一，保持情绪稳定。情绪稳定可谓是养肝的第一要务。肝气郁结，易导致忧郁症等；肝气过旺，则极易诱发高血压病、脑梗死等病症。若是一个人喜怒无常，势必影响到肝。所以，养肝要保持情绪稳定。

第二，起居有常。对于生活节奏紧张的现代人来说，规律的生活、充足的睡眠成了奢侈品，但是这对养肝来说至关重要。当人进入深度睡眠时，体内的血就会归到肝里面去，肝脏供血充足有利于肝细胞的恢复，进而肝脏的局部免疫能力保持加强。所以，养肝要睡好。

第三，饮食有节制。保持健康，养肝尤其要注意食物禁忌。最忌讳暴饮暴食，忌酒；忌食公鸡、鲤鱼、牛肉、羊肉等发物；少食油腻、辛辣、刺激性强的食物，如肥肉、猪油、辣椒、油炸等食物。"五谷为养、五果为助、五荤为充"，讲究合理均衡的搭配饮食。所以，养肝要吃好。

　　第四，不妄作劳。随着人的年龄增长，肝的重量逐渐减轻，肝细胞的数目逐渐减少，肝的储备、再生、解毒功能下降，若过度劳累或精神紧张，肝就很容易受到损害。所以，养肝要量力而行。

　　《黄帝内经》的《素问·五脏生成》中说："肝藏血，心行之。人动则血运于诸经，人静则血归于肝脏。何也？肝主血海故也。""肝为血海"的说法，正是因为肝有储藏血液和调节血量的生理功能。肝对人体健康具有总领全局的重要意义，生活中从以上四个方面多加注意，就能达到养肝的目的。我们要呵护好自己的肝脏，切勿因一些不良生活习惯让肝脏受到损害。

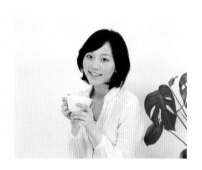

角音养肝

　　中医学中的肺、肝、肾、心、脾与西医解剖学中所指的不一致，中医的五脏是一组功能系统，可能与解剖的五脏有吻合之处。肝比较喜欢爽朗、豁达，我们如果长期被一些烦恼的事情困扰，肝就会使我们体内本该流动的气处于停滞状态，时间稍久就会逐渐消耗肝的能量，产生种种不适。

　　属肝的音阶：角音，相当于简谱中的"3"。角调式乐曲有大地回春、万物萌生、生机盎然的旋律，曲调亲切爽朗，有"木"之特性，可入肝。

　　最佳曲目：《胡笳十八拍》。肝顺需要木气练达，这首曲子中属于金的商音元素稍重，刚好可以克制体内过多的木气，同时曲中婉转地配上了较为合适的属于水的羽音，水又可以很好地滋养木气，使之柔软、顺畅。

　　最佳欣赏时间：19：00-23：00。这是一天中阴气最重的时间，一来可以克制旺盛的肝气，以免过多的肝气演变成火，二来可以利用这个时间旺盛的阴气来滋养肝，使之平衡、正常。

　　适合人群：抑郁、易怒、乳房胀痛、口苦、痛经、舌边部溃疡、眼部干涩、胆小、容易受惊吓者。

　　伴茶：准备一杯绿茶，里面少放一些白糖，以起到疏顺肝气的作用。

养脾——巩固后天之本

脾是人体内运化营养的重要器官

《素问·灵兰秘典论》中讲道："脾胃者，仓廪之官，五味出焉。"将脾胃的受纳运化功能比作仓廪，可见脾胃在人体中的重要地位。脾可以摄入食物，并输出精微营养物质以供全身之用，可以说我们身体所需的一切物质都归脾来调拨。一旦脾胃气机受阻，脾胃运化失常，五脏六腑就会无以充养，精气神就会日渐衰弱。

脾是人体内运化营养的重要器官。那么脾都运化什么呢？

首先，要运化水谷的精微。饮食入胃，经过胃的腐熟后，由脾来消化吸收，将其精微部分，通过经络，上输于肺，再由心肺输送到全身，以供各个组织器官的需要。如果脾运化水谷精微的功能失常，就会直接导致气血不足，出现肌肉消瘦、四肢倦怠、腹胀便溏，甚至引起气血衰弱等症。

其次，脾运化水液。水液入胃，也是通过脾的运化功能而输布全身的。脾配合肺、肾、三焦、膀胱等脏腑，维持水液代谢的平衡。如脾气虚弱，脾运化水液的功能失常，就不能正常运化水湿，则可发生大便溏泄，身重水肿等症。脾主升清也是指脾主运化，将水谷精微向上输送至心肺、头目，营养机体上部组织器官，并通过心肺的作用化生气血，以营养全身。

治脾可安五脏

中医将人体看作是一个有机的整体，《脾胃论》说"百病皆由脾胃衰而生""治脾胃即可以安五脏"。脾胃有病可影响到其他脏腑，其他脏腑有病，也可影响到脾胃。在中医看来，作为五脏之一，脾不同于现代医学解剖学所说的脾脏，而是一种功能。"脾"主运化，是人体化生精、气、津、血，提供营养物质的"推动器"。

脾胃为后天之本、气血生化之源，关系到人体的健康及生命的存亡。元气虚弱是内伤疾病的主要成因，且脾胃气虚，元气不足，则阳气不能固护体表，故易感受外邪，不抵风寒。说明不论外感内伤，皆以脾胃元气的充盛与否有关，"脾胃乃伤，百病由生"由此而来。原因何在？这还要从五脏五行的对应关系说起。在五行中，脾属土，而土位居中央，四方兼顾，土能生长以滋养万物。胃与脾，一阳一阴，互为表里，脾与胃共同参与饮食的消化吸收。脾胃的受纳运化功能就好比一个巨大的粮食库，可以摄入食物，并输出精微营养物质以供全身之用。人以水谷为本，而脾胃又是受纳水谷，运化精微营养物质的重要器官，可见脾胃在人体中占有极为重要的位置，是人体自出生以后整个生命活动的"加油站"。

宫音养脾

脾是我们身体里的重要能量来源，身体活动所需要的能量几乎都来自脾胃，经过食物的消化吸收，才能转化成能量供应给各个脏器。暴饮暴食、五味过重、思虑过度等都会让我们的脾胃承担过重的负担而停产。

属脾的音阶：宫音，相当于简谱中的"1"。宫调式乐曲风格悠扬沉静，淳厚庄重，有如"土"般宽厚结实，可入脾。

最佳曲目：《十面埋伏》。脾气需要温和，这首曲子中运用了比较频促的徵音和宫音，能够很好地刺激我们的脾胃，使之在乐曲的刺激下，有节奏进行对食物的消化、吸收。

最佳欣赏时间：在进餐时，以及餐后 1 小时内欣赏，效果比较好。

适合人群：腹胀、便稀、便秘、肥胖、口唇溃疡、面黄、月经量少色淡、疲乏、胃或子宫下垂者。

伴茶：准备一杯黄茶，略加少量红茶，可以温和地调节脾胃功能。

养肺——肺为相傅之官

肺为"相傅之官"，辅佐君王的工作

人体中肺与心的关系就像一个国家中君王和宰相的关系。《素问·灵兰秘典论》中指出："肺者，相傅之官，治节出焉。""相傅"是古代的官名，类似宰相、相国等，是辅佐皇帝治理国家的人。同样，肺对于人体的重要性，就像宰相对于国家的意义一样，帮助调理全身的生理功能。

宰相的主要职责是处理国家的大小事务，在此之前，它首先得了解各类事务。肺部在人体中的作用，同样如此，它必须了解五脏六腑的情况。中医为何通过号脉就能知道五脏六腑的情况？很大一部分原因就在于全身各部的血脉都直接或间接地汇聚于肺，然后敷布全身。因此，各脏腑的盛衰情况，必然在肺经上有所反映，而手腕处的"寸口"就是最好的一个观察点。

作为相傅之官，肺的"治节"作用表现在四个方面。

（1）肺主呼吸，意思是人通过肺吸入自然界的清气，并呼出浊气。

（2）肺主全身之气，随着肺有节律的呼吸运动，将呼吸之气转化为全身的一种正气、清气而输布全身。

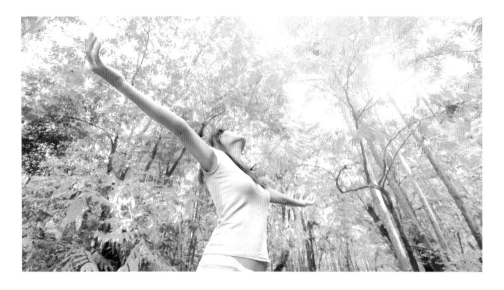

（3）肺因其所调节气的升降出入运动，可辅助心脏，推动和调节血液的正常运行。

（4）肺的宣发和肃降，能治理和调节机体的水液代谢。

因此，肺的四大功能决定了它在身体中的地位是宰相。心脏这个君王很需要肺这样的角色，从旁协助共同谋划、治理国家。不同的是，心通过神志来主宰人的精神意识，而肺则通过对气的调控来调节人的各项功能。君主做出政令后，宰相就负责将心下达的指令布散到气能达到的地方，从而治疗、调节和约束人的整个生命活动。

肺主皮毛 ——肺气足，皮肤才好

"肺主身之皮毛"出自《素问·痿论》。皮毛包括机体的皮肤、毛发、汗孔等组织。《黄帝内经》不厌其烦地告诉我们肺和皮毛是相应的，因此，若想皮肤好，关键是保养肺。

一方面，肺能将所主之卫气宣发到体表，固表御邪，温煦肌肤，调节肌肤腠理开合，排泄汗液；另一方面，肺可以"输精于皮毛"，即将脾所运化转化的精微物质通过肺的宣发作用，发散到全身，外达皮肤，起到滋养作用。当肺的生理功能正常，则皮肤紧致，毛发光泽，机体抵御外邪的能力强；当肺有病变时，就会出现"肺热叶焦"，皮肤相应地也会变差，机体的抗病能力降低。如果有邪气从皮毛入侵，就会影响到肺的功能，这也是感冒的机理之一。

日常生活中，我们可以利用"肺主身之皮毛"的生理功能，通过观察自己的皮肤和毛发，来判断自己的肺脏健康。未病先防一直是中医所推崇的治病方式，《黄帝内经》就强调了这一点，"善治者，治皮毛，其次治肌肤，其次治筋脉，其次治六府，其次治五脏，治五脏者，半死半生也"。疾病刚开始时，邪气侵袭人体的浅表，此时医治比较容易。拖延越久，人体内的邪气就越深，治疗也就越发困难。如果邪入五脏，病根已深，正气已衰，病情已发展到危重阶段，即使良医恐怕也会觉得太棘手。"肺主身之皮毛"生理功能的具体应用主要是以下几个方面。

如果患者皮肤紧缩，毛孔关闭，汗毛直立，发热无汗，多属外感风寒，风寒之邪束表。

如果患者皮肤松弛，汗毛倒伏，发热且汗出，多属风热袭表。

如果患者皮肤粗糙、干涩，多属燥邪耗伤肺的津液。

如果患者皮肤滑利、潮湿，多属痰湿阻肺。

如果患者皮肤冷，自汗出，怕风，多属肺气虚、卫气不固。

如果患者皮肤摸上去灼热，且汗出蒸蒸，多为肺热壅盛，或痰热壅肺。

如果患者自午后感觉皮肤发热，晚上睡觉出汗，醒后汗止，多属肺肾阴虚，阴虚生内热。

商音养肺

肺在身体里是管理呼吸的器官，全身的血液里携带的氧气都要通过肺对外进行气体交换，然后再输送到全身各处。也正因为肺和外界接触频繁，所以污染的空气、各种灰尘、致病细菌，会在你身体抵抗力稍低的一刹那占领你的肺。

属肺的音阶： 商音，相当于简谱中的"2"。商调式乐曲风格高亢悲壮，铿锵雄伟，具有"金"之特性，可入肺。

最佳曲目： 《阳春白雪》。肺气需要滋润，这首曲子曲调高昂，包括属于土的宫音和属于火的徵音，一个助长肺气，一个平衡肺气，再加上属于肺的商音，可以通过音乐把你的肺从里到外彻底梳理一遍。

最佳欣赏时间： 15：00—19：00。太阳在这个时间段里开始西下，归于西方金气最重的地方，体内的肺气在这个时段是比较旺盛的，随着曲子的旋律，一呼一吸之间，里应外合，事半功倍。

适合人群： 咽部溃疡疼痛、咳嗽、鼻塞、气喘、容易感冒、易出汗者。

伴茶： 准备一杯白茶，放入一些红茶叶和黄茶叶，以起到生补肺气，同时清除肺中杂质的效果。

养肾——肾为先天之本

肾脏为生命提供原动力

每个人从出生开始要经过生长、发育、成熟、衰老、死亡的过程。而在这个过程中，决定我们健康与否和生命长短的，不是我们的心、肝，而是被我们誉为"先天之本"的肾。自古中医就有"肾为先天之本""肾者，精神之舍，性命之根""人欲长寿者，乃当爱气，尊神，重精也"的说法。积聚历代医家之智慧，我们认为人体的形成是肾所藏之精互相结合的结果，是生命存在的物质基础，无此基础则人无以构成与存在，故曰肾为生命之本。肾中藏有的精气，是人体生长发育的原动力，是人体的能量库。

肾为生命提供原动力是因为人生成之后，其生长、发育与肾所藏之精密不可分。《黄帝内经·素问》第一篇《上古天真论》中描述："岐伯曰：女子七岁，肾气盛，齿更发长……七七，任脉虚，太冲脉衰少，天癸竭，地道不通，故形坏而无子也。""丈夫八岁，肾气实，发长齿更……八八，天癸竭，精少，肾脏衰，形体皆极则齿发去。"女子以 7 年为一个阶段，男子以 8 年为一个阶段，先后出现齿更发长、真牙生而长极。筋骨坚强隆盛、肌肉壮满、身体壮盛等发育现象，表明了肾精的充盈对人体成长的重要作用，故有"肾为先天之本"的说法。肾也是人体盛衰之本，清朝名医张锡纯曾说："元神随督脉下行至精室，与元气合而化精。"这表明人体的精髓、元气、精室、睾丸与精之化生皆为肾所主，故肾为生精之本。

精是构成人体的基本物质，也是人体各种机能活动的物质基础。精又有先天之精与后天之精。先天之精禀受于父母，后天之精来源于饮食水谷之精气，由脾胃化生。先天之精是产生生命、构成人体的原始物质，后天之精是维持人体生长发育及生命活动的物质基础。先天之精和后天之精的来源及作用特点虽然有异，但二者是相互依存、相互作用的。肾的精气，有促进人体生长发育的能力。

人的生命除了需要精气的支持，还需要血液的濡养，中医认为肝藏血，但精血同源，精可生血，精充则血旺。且张景岳曾语"命门为精血之海"，肝血不足，亦须滋肾以养肝，故曰肾为生血之本。精与血都离不开肾的供给。

肾开窍于耳

很多人在生活中或多或少会出现耳鸣的症状，耳鸣其实就是耳内的鸣响，有时会妨碍听觉，使听力降低。耳鸣时间可长可短，时间短的也不会引起人们的注意。《黄帝内经》里对耳鸣的说法是"耳聋混混沌沌"，意思是耳鸣的时候耳朵里会出现各种各样的声音，最主要的有两种，要么如蝉鸣，要么轰轰响。蝉鸣就是像知了叫一样，这是大虚之证，主要是因为肾精不足；轰轰响就像耳朵里成天火车隆隆开过，这是实证，主要是三焦不通，是内部火太重造成的。

耳鸣的原因与多器官有关，那为什么只有"肾开窍于耳"呢？《难经·三十七难》曰："肾气通于耳，肾精聪于耳，肾阳越于耳。"所以我们在面诊时通过观耳郭的大小、厚薄来反映肾的强弱。"眼观六路，耳听八方"也反映了肾气足，肾精充盈。所以在治疗耳鸣时千百年都应用治肾的方法，收到了较好的效果。《辨证奇闻·耳痛门》曰："肝为肾之子，肾气上承于耳，肝气未尝不能相通于耳？"《医学心悟》曰："足厥阴肝经，足少阳胆经均络于耳。"故耳与肝胆关系也很密切，所以有肝肾同源之理。虽然肾开窍于耳，但耳也与肝有着间接的联系。查找耳鸣原因时在排除肾的问题后，还要考虑其他脏器问题。

所以，建议人们当出现耳鸣、耳聋情况时要到医院就诊，不要妄自服药，以免耽误病情。

羽音养肾

肾在身体的五脏之中，被认为是人体的储蓄机构，我们身体里所有其他脏器产生的能量，在满足日常消耗后，都会把多余的能量转存到肾中，将来身体里的其他器官缺少足够的能量时，通常会从肾中抽调。长此以往，肾中的能量总的来讲还是处于一种匮乏状态。

属肾的音阶：羽音，相当于简谱中的"6"。羽调式乐曲风格清纯，凄切哀怨，苍凉柔润，如天垂晶幕，行云流水，具有"水"之特性，可入肾。

最佳曲目：《梅花三弄》。肾气需要蕴藏，这首曲子中舒缓合谐的五音搭配，不经意间运用了五行互生的原理，反复、逐一地将产生的能量源源不断输送到肾中。一曲听罢，神清气爽，倍感轻松。

最佳欣赏时间：7：00—11：00。这段时间在一天里是气温持续走高的一个过程，人和大自然是相互影响的，在这个时间段，太阳在逐渐高升，体内的肾气也蠢蠢欲动地接受着外界的感召，此时可以用属于金性质的商音和属于水性质的羽音搭配比较融洽的曲子来促使肾中精气的隆盛。

适合人群：面色暗、尿频、腰酸、性欲低、黎明时分腹泻者。

伴茶：准备一杯黑茶，放入一些白茶叶，以起到五行相生的效果。

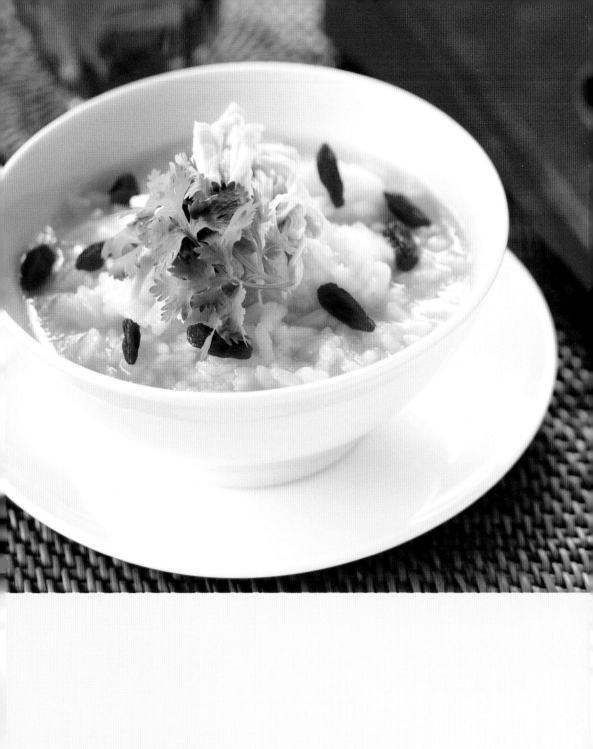

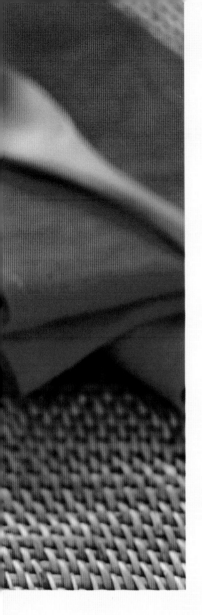

第2章

《黄帝内经》中的九种体质辨证养生

人与人之间存在体质差异。不同的遗传背景和不同的生活环境，造就了每个人不同的体质。对此，《黄帝内经》也提出了行之有效的养生原则与具体方法。并指出，只有选择适合自己的个性化养生保健方案才能将体质调整到最佳状态，进行防病养生。

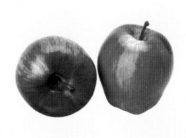

平和体质：养生采取中庸之道

精神调养

平和体质日常养生应采取中庸之道，注意摄生保养，饮食有节，劳逸结合，生活规律，坚持锻炼。正如《黄帝内经·素问》所云："是以志闲而少欲，心安而不惧，形劳而不倦，气从以顺，各从其欲，皆得所愿，故美其食，任其服，乐其俗，高下不相慕，其民故曰朴，是以嗜欲不能劳其目，淫邪不能惑其心，愚智贤不肖不惧于物，故合于道，所以能年皆度百岁而动作不衰者，以其德全不危也。"

饮食调养

《黄帝内经》云："四时阴阳者，万物之根本，所以圣人春夏养阳，秋冬养阴……逆之则灾害生，从之则苛疾不起，是谓得道，道者，圣人行之，愚人佩之。"饮食上注意不要吃得过饱，也不能过饥；不吃得过凉，也不吃得过热。多吃五谷杂粮、蔬菜瓜果，少食过于油腻及辛辣之物。

起居调养

《千金翼方》记载："安身之本，必资于食……不知食宜者，不足以存生也。"

平和体质者除在饮食上采取中庸之道外，在日常生活中也要做到防未病。人生病主要有两个原因，一个是内邪，一个是外邪。对于平和体质的人来说，一般自身不容易生病，但如果不注意生活习惯，感受了外邪，虽然可能比一般人有较强的抗病能力，但还是会生病的。

事实上，每个平和体质的人正常情况下都能活到百岁，但往往因饮食不节、起居失常、寒暑之变、情志所伤等原因造成体弱早衰，甚至夭亡。一般来说。保养方式欠佳是诱发平和体质者疾病和缩短寿命的根本原因，人们欲延年益寿，首先应在疾病预防上下功夫。如果疾病已经形成才用药治疗，这时候已略显晚矣。因此，平和体质的人也要加强"未病先防"的思想。

平和体质食养方

山药枸杞小米粥

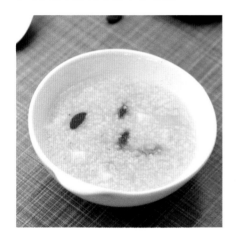

材料

水发小米 100 克，山药 150 克，冰糖 20 克，枸杞子少许。

制作方法

将去皮洗净的山药切开，再切块。砂锅注水烧开，倒入山药块、水发小米、枸杞子拌匀，盖上盖，煮至食材熟透。揭盖，撒上冰糖，煮至溶化后盛出。

功效解析

山药养胃、降火；小米健脾利湿除痹、清热排脓；枸杞子明目，能提高免疫力。此粥甘甜绵软，具有润肺清热、健脾益气等功效。尤为适合有脾虚、食少纳呆、腹胀便溏、肢体无力等症状的患者食用。

豆香紫薯南瓜饮

材料

紫薯、南瓜各 100 克，水发黄豆 120 克，冰糖 25 克。

制作方法

洗净去皮的南瓜、紫薯并切丁。取榨汁机，倒入水发黄豆、矿泉水，榨取豆汁，将豆汁滤入碗中，待用。砂锅注水烧开，倒入紫薯丁、南瓜丁，煮熟软，放入冰糖、豆汁，煮至冰糖溶化后盛出，装入碗中即可。

功效解析

南瓜是含有丰富维生素 A、维生素 E 的食品，可增强机体免疫力，搭配番薯煮成糖水，甘甜润滑，润肺益气，降糖降脂。

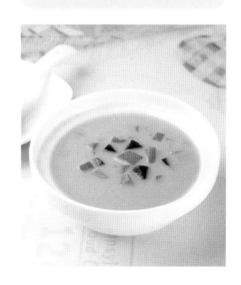

气虚体质：益气健脾，慎避风邪

气虚是指人体的生理功能处于不良状态，体力和精力都明显缺乏，稍微活动一下或工作、运动就有疲劳及不适的感觉。《黄帝内经》有"气盛则物壮，气弱则物衰"之说。气虚体质的人身体免疫功能和抵抗能力明显低于身体健康的人，往往少气懒言、语声低微、常出虚汗，动则更甚，可见舌淡苔白、脉虚弱等。

气虚是因为先天禀赋不足，或后天失养，或劳伤过度而耗损，或久病不复，或肺、脾、肾等脏腑功能减退，气的生化不足导致。气虚体质的人大多性格内向、情绪不稳定、胆子小，不喜欢冒险。平时体质虚弱，易患感冒；或病后抗病能力弱，不容易康复；易患内脏下垂，虚劳多病。根据其表现，气虚体质者应遵循《黄帝内经》中"补气养气"的原则进行养生保健。由于肺主全身之气，肾脏藏元气，脾胃则为"气生化之源"，因此，脾、胃、肺、肾皆当温补。

人以形为体，以气为寿，形随气动，使全身组织及器官进行正常的新陈代谢活动。正常的气血运行是维持人体功能并与外界环境相适应的物质基础。那么，气虚体质要调养气血，使之正常运行，应当注意以下几点。

饮食调养

气虚体质者宜吃甘温补气的食物，忌吃耗气之物，忌吃生冷性凉食物，忌吃油腻厚味、辛辣食物。

中药调养

人参、党参、黄芪、白扁豆等中药具有补气的功能，用这些中药做成药膳，常吃可以促使身体正气的生长。

体育锻炼

气虚体质的人适合散步、慢跑及舞蹈等运动。运动量以开始时较小，以后逐渐加大为目标。中医认为，气虚者最好是靠气功锻炼来达到养生的目的，故有"肾为元气之根，故气虚以作养肾功"之说。八段锦、五禽戏、养生太极拳等中医养生功也适宜练习。

气虚体质食养方

山药薏米桂圆粥

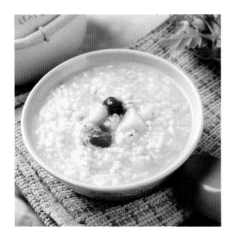

材料

鲜山药、薏米各 100 克，桂圆肉 15 克。

制作方法

砂锅中注水烧开，倒入泡好的薏米，拌匀。盖上盖，用大火煮开后转小火续煮 40 分钟至食材熟软。揭盖，倒入切好的鲜山药，加入桂圆肉，拌匀。盖上盖，续煮 20 分钟，揭盖，搅拌一下，关火后盛出煮好的粥即可。

功效解析

此粥可补中益气、益肺固精、壮筋强骨、生长肌肉。山药中含有淀粉酶等营养成分，对气虚体质者颇有益处。

火腿冬笋鳝鱼汤

材料

鳝鱼肉 200 克，火腿 70 克，芥蓝 75 克，冬笋 50 克，姜片、葱花各少许，盐 3 克，鸡粉 2 克，食用油适量。

制作方法

将火腿及洗净去皮的冬笋切片；洗净的芥蓝切段；洗好的鳝鱼肉切小块。用油起锅，放入姜片爆香，倒入火腿片炒香，注入清水，倒入冬笋片、鳝鱼肉，加入鸡粉、盐调味，煮熟。倒入芥蓝段煮熟，盛出后撒上葱花。

功效解析

火腿冬笋鳝鱼汤具有保护视力、补气养血、温阳健脾、滋补肝肾、祛风通络的功效。

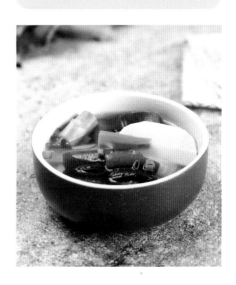

湿热体质：疏肝利胆，祛湿清热

　　湿热体质是以湿热内蕴为主要特征的体质状态，《黄帝内经》对湿热之邪的性质、致病特点、病邪转化、病症表现及治疗均进行了论述，奠定了中医学湿热理论的基础。《黄帝内经》认为热属阳邪，其性炎上，易扰神明，易耗阴津，易生风动血；湿属阴邪，湿邪具有重浊、趋下的致病特点，与脾关系密切。二邪可以从外而感，也可以自内而生，可以兼夹为病，也可以"随气而化"。湿热病的治疗大法为热者寒之、以苦燥之、以淡泄之等。

　　湿热重是热与湿同时存在的，或因夏秋季节天热湿重，湿与热合并入侵人体，或因湿久留不除而化热，或因"阳热体质"而使湿"从阳化热"，因此，湿热体质是非常常见的。湿热体质的人通常形体偏胖或偏瘦，主要表现为面垢油光，多有痤疮粉刺，常感口干口苦、眼睛红赤、心烦懈怠、身重困倦、小便赤短、大便燥结或黏滞，男性多有阴囊潮湿，女性常伴有带下增多。病时上述征象加重。湿热体质者大多性情急躁、容易发怒，不能耐受湿热环境，易患疾病，易患黄疸、火热症、痛疮和疖肿等病症。因此，湿热体质者应遵循"清热除湿"的养生原则。

　　热往往依附湿而存在，所以，注意起居环境的改善和饮食调理，保持良好的消化功能，可避免水湿内停或湿从外入，这是预防湿热的关键。在日常生活中，湿热体质者养生要注意以下两点：

精神调养

　　中医有"养生莫若养性"的古训，意思是说心性修养是非常重要的。湿热体质之人性情较急躁，外向、活泼好动，常心烦易怒。故应多学习一些文化典籍，增强文化底蕴和生命的内聚力，学习和掌握一些释放不良情绪的科学方法，化解或释放不良情绪，保持情绪稳定。

饮食调养

　　应多食具有清热利湿功效的食物，如薏米、莲子、茯苓、紫菜、马蹄、赤小豆、绿豆、扁豆、鸭肉、鲫鱼、冬瓜、葫芦、苦瓜、黄瓜、西瓜、芹菜、白菜、空心菜、卷心菜、莲藕等。忌辛辣燥热、大热大补的食品。

湿热体质食养方

芦笋炒鸡肉

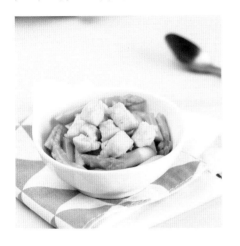

材料

鸡胸肉 150 克,芦笋 120 克,葱段、姜丝少许,盐 3 克,胡椒粉 3 克,料酒 3 毫升,淀粉、食用油各适量。

制作方法

洗净的鸡胸肉切块,加料酒、盐、淀粉腌渍;洗净的芦笋去皮切段,焯水。用食用油起锅,将腌渍的鸡胸肉炒至焦黄,放入姜丝、葱段炒香,放入芦笋,淋入料酒,放入盐、胡椒粉,勾芡后盛出。

功效解析

芦笋能清热利尿,含有纤维素和多种维生素,鸡胸肉去皮食用,热量更低。芦笋配合鸡胸肉能够起到减肥瘦身、清热利湿、利尿的作用。

虾皮炒冬瓜

材料

冬瓜 170 克,虾皮 60 克,葱花少许,料酒、水淀粉各少许,食用油适量。

制作方法

洗净去皮的冬瓜切小丁块,备用。下食用油,热锅,放入虾皮,淋入料酒,炒匀提味。放入冬瓜,注入清水,炒匀,用中火煮 3 分钟至食材熟透。倒入水淀粉,翻炒均匀,关火后盛出炒好的食材,撒上葱花即可。

功效解析

冬瓜具有利尿消肿、清热解暑及减肥的作用。而虾米所富含的钙质,能帮助中老年人预防因缺钙而引起的骨质疏松症。

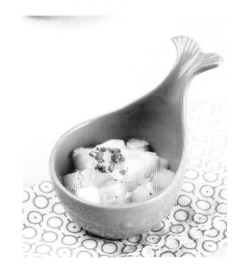

阳虚体质：扶阳固本，防寒保暖

所谓阳虚，即机体阳气不足，人们常形容此类人"火力不足"，功能减退，反应缓慢，代谢热量不足。《素问·调经论篇》中说"阳虚则外寒"，意思也就是说，人体阳气衰微、气血不足、卫阳不固，不能动用肌肉以抵抗外来寒邪的侵袭，于是，人体就极其容易怕冷。

阳虚体质的人主要表现是畏寒怕冷，尤其是背部和腹部特别怕冷，一到冬天就手冷过肘，足冷过膝。其形体多白胖，肌肉不壮；性格多沉静内向，易生悲愁。另有睡眠偏多、易出汗、舌体胖大有齿痕、脉象细沉、大便糖稀、小便清长等特征。对于阳虚者，养生的关键在于补养，五脏之中，身为一身的阳气之根，脾气为阳气生化之源，故当着重补之。

阳虚体质的养生原则是不伤阳气，温水化湿，畅通气血。当阳虚体质没有出现明显偏颇时，做到不伤、不损阳气就可以了。阳虚体质的人，在日常生活中应注意以下几点。

精神调养

《黄帝内经》指出"肝气虚则怒"，意思即肝脏功能差的人容易恐惧，又指出"心气虚则悲"，意思即心脏功能低下者精神上易出现悲哀的情绪。中医对此的理解为：阳虚是气虚的发展，因此，这种体质的人经常会出现情绪不佳、易于悲哀的现象。所以，要加强精神调适，防止忧悲、惊恐、喜怒等不良情绪对人体的影响。

饮食调养

日常生活中，阳虚体质的人应适当多吃羊肉、黄鳝、虾肉、鸽肉、核桃、栗子、韭菜等温肾壮阳的食物以强壮体质。而寒性明显的食品要尽量少吃，即使在盛夏也不要多食。

起居调养

阳虚体质者，不太适应寒暑变化，因此，在寒冬季节应避寒就温，采取一些相应的保健措施。也可遵照《黄帝内经》中的"春夏补阳"的养生原则，在春夏季节，注意从饮食、药物方面入手，补助自身阳气。还可以借自然界之力如日光浴等改善体质。

阳虚体质食养方

葱油蒸黄鱼

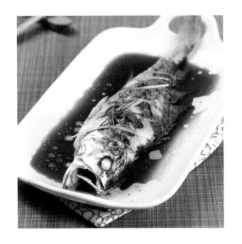

材料

黄鱼 420 克，姜片、葱段各少许，葱丝 20 克，盐 6 克，料酒、生抽各 10 毫升，食用油适量。

制作方法

将处理好的黄鱼打上一字花刀，撒盐，淋料酒，腌渍 10 分钟。电蒸锅注水烧开，放上黄鱼，撒上姜片、葱段，蒸 12 分钟后取出，铺上葱丝。下食用油，热锅，烧至六成热，浇在葱丝上，淋上生抽即可。

功效解析

黄鱼含有丰富的蛋白质、微量元素和维生素，健脾开胃、安神止痢、益气填精，对人体有很好的补益作用。

胡萝卜牛肉汤

材料

牛肉 125 克，去皮胡萝卜 100 克，姜片、葱段各少许，盐、鸡粉各 1 克。

制作方法

洗净的胡萝卜切滚刀块；洗好的牛肉切块焯水。锅中注水烧开，倒入焯好的牛肉块、姜片、葱段，煮至熟软，倒入切好的胡萝卜块，续煮至熟软，加入盐、鸡粉调味，关火后盛出煮好的汤即可。

功效解析

牛肉富含蛋白质，能提高机体抗病能力；胡萝卜营养丰富，含较多矿物质。食用此汤能活血明目、温阳补虚。

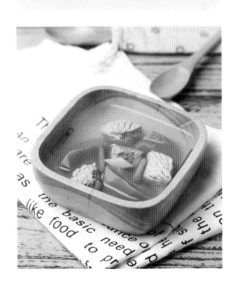

阴虚体质：滋阴降火，镇静安神

中医所说的阴虚，意指机体精血或津液亏损的病理现象。由于阴液的亏虚，一方面出现阴液的滋养功能下降；另一方面，阴虚不能制约阳气的升动，阳气相对亢盛，从而导致虚而有热的阴虚内热、阴虚阳亢的状态。故《素问·调经论篇》说："阴虚则内热。"

阴虚体质的人主要特征是形体消瘦、面色潮红、皮肤偏干、舌少苔或无苔、口干舌燥、手足心潮热、大便干燥、小便量小且黄、喜食冷饮、性格多急躁易怒、情绪波动过大。导致阴虚的因素有很多，如阳邪耗伤阴液；劳心过度，阴血虚耗；久病导致的精血不足、津液枯涸等。五脏之中，肝藏血，肾藏精，所以，阴虚体质者养生的关键在于补阴清热，滋养肝肾二脏。

根据中医辨证施治的原则，阴虚体质者养生应注意以下几点。

精神调养

阴虚体质者性情较急躁，常常心烦易怒，这是阴虚火旺、火扰神明之故，故应遵循《黄帝内经》中"恬淡虚无""精神内守"之养神大法。平时在工作和生活中，对非原则性问题，要少与人争论，以减少激怒，要少参与有竞争性的文娱活动。

起居调养

阴虚体质者多形体消瘦，而瘦人多火，常手足心热，口咽干燥，畏热喜凉，冬寒易过，夏热难受，故在炎热的夏季要注意避暑。因为人体的精血属阴，阴虚者理当护阴，而性生活太过可损伤精血，所以应节制性生活。

饮食调养

阴虚体质者应注意养阴潜阳，饮食宜清淡，远肥腻厚味、燥烈之品。可多吃些芝麻、莲藕、银耳、百合、雪梨、鱼类等清淡食物，对于葱、姜、蒜、椒等辛味之品则少吃。

阴虚体质食养方

木瓜银耳汤

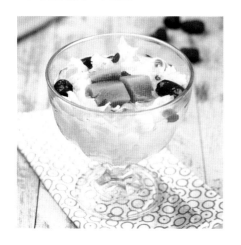

材料

　木瓜 200 克，枸杞子 30 克，红枣 5 个，水发银耳 95 克，冰糖 40 克。

制作方法

　　洗净的木瓜切块，砂锅注水烧开，倒入切好的木瓜，放入泡好的银耳、红枣，用大火煮开后转小火续煮 30 分钟至食材变软。揭盖，倒入枸杞子、冰糖，续煮至食材熟软入味，关火后盛出煮好的甜品汤，装碗即可。

功效解析

　　银耳富含植物性胶质，有滋阴作用，长期服用可润肤；木瓜味甘，能补脾、益胃、消食。木瓜银耳汤滋阴又消暑。

百合炒鸡胸肉

材料

　鸡胸肉 180 克，鲜百合 35 克，青椒块、红椒块各 35 克，姜片、蒜末各少许，盐 3 克，料酒 4 毫升，水淀粉、食用油各适量。

制作方法

　　将洗净的鸡胸肉切片，加盐、水淀粉、食用油，腌渍 10 分钟。热锅注油，倒入腌好的鸡胸肉，炒至变色，放入姜片、蒜末，倒入青椒块、红椒块、鲜百合，加入料酒、盐调味，勾芡后盛出。

功效解析

　　鸡胸肉有温中益气、补虚填精、健脾胃的功效；百合养阴清热、清心安神。鸡肉与百合搭配食用，有滋阴养血的功效。

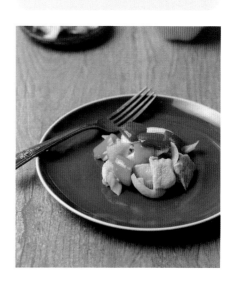

痰湿体质：祛痰除湿，畅达气血

《黄帝内经》按形体肥瘦将人分为肥人、瘦人、肥瘦适中三类。其中肥人又被分为膏人、脂人、肉人三种。膏人是指形体肥胖，腹部肥满松软，汗多且黏的人；脂人是指体形丰满而匀称，没有其他不适的人；肉人是像运动员那样，也许体重超重，但形体匀称，肌肉结实，腹部不大的人。痰湿体质者正是在《黄帝内经》里被称为"膏人"的一类。

痰湿体质多由饮食不当或疾病困扰所致。该体质的人常表现为形体肥胖，腹部肥满松软，面部皮肤油脂较多，多汗且黏，胸闷，痰多，面色淡黄而暗，眼胞微浮，容易困倦，平素舌体胖大，舌苔白腻或甜，身重不爽，喜食肥甘甜黏，大便正常或不实，小便不多或微混。这种体质的人性格偏温和、稳重，多善于忍耐。此外，该体质的人患高血压病、糖尿病、肥胖症、高脂血症、哮喘、痛风、冠心病、代谢综合征、脑血管疾病的概率较大，痰湿体质者养生应注意以下几点。

饮食调养

痰湿体质的人最忌暴饮暴食和进食速度过快。要多吃些健脾除湿、化痰的食物，饮食宜清淡，宜摄取能够宣肺、健脾、益肾、化湿、通利三焦之食物，如山药、薏米、莲子、南瓜等。并限制食盐的摄入，少吃寒冷、肥甘、油腻、滋补、酸涩、苦寒之品及各种高糖饮料。

起居调养

痰湿体质之人以湿浊偏盛为特征，湿性重浊，以阻滞气机，遏伤阳气。居室应该朝阳，保持干燥；嗜睡者应逐渐减少睡眠时间，多进行户外活动，享受日光浴；洗澡应用热水，温度以全身皮肤微微发红、通身出汗为宜。

体育锻炼

痰湿体质的人一般体重较重，身重易倦，运动锻炼宜根据各自的情况，循序渐进，长期坚持。坚持运动，每次运动应做到全身出汗、面色发红。出汗后不宜马上洗澡，可先用干毛巾擦遍全身，待出汗减少后再进行洗浴。运动形式可选散步、慢跑、乒乓球、网球、游泳、武术、舞蹈等，时间在 14：00—16：00 阳气极盛之时最好。

痰湿体质食养方

红豆鲤鱼汤

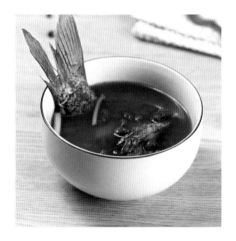

材料

鲤鱼 650 克，水发红豆 90 克，姜片、葱段各少许，盐、鸡粉各 2 克，料酒 5 毫升。

制作方法

锅中注水烧热，倒入洗净的水发红豆，撒上姜片、葱段，放入处理好的鲤鱼，淋入料酒，大火烧开后用小火煮熟，加入盐、鸡粉调味，关火后盛出即成。

功效解析

红豆性善下行，通利水道、清热解毒、健脾益胃、利尿消肿、通气除烦、补血生乳。鲤鱼在河鱼中被列为佳品之一，肉质细嫩、鲜美，中医认为它有滋补、健胃、利水、通乳的作用。此汤健脾，解毒化湿，利水消肿。

冬瓜薏米瘦肉汤

材料

冬瓜 300 克，瘦肉 200 克，水发薏米 50 克，盐 3 克，鸡粉 2 克，胡椒粉、姜片各少许。

制作方法

洗净的瘦肉切小块，冬瓜去皮切大块。砂煲中倒水烧开，倒入洗净的水发薏米，放入姜片、瘦肉块，煮熟。倒入冬瓜块，用中火续煮至全部食材熟软，调入盐、鸡粉、胡椒粉，盛出即可。

功效解析

冬瓜能清热利尿、消除水肿，薏米能利水消肿，瘦肉能健脾补虚。三者搭配做汤，能祛湿健脾，调理痰湿体质。

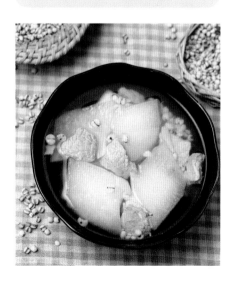

血瘀体质：活血化瘀，疏经通络

血瘀就是血脉瘀阻不通，是人体某一局部或脏腑因多种原因导致血行不畅，或血液留滞不行所发生的病变。血瘀理论始于《黄帝内经》，书中虽无血瘀之名，但有"血凝涩""血脉凝泣""脉不通""恶血""留血""血著"等记载。

中医有一句话是"痛则不通，通则不痛"。如果血脉瘀阻不通，就会出现一些坏死细胞，排不出去，堵住之后表现在外就是斑点，所以说老年斑是瘀血的代名词。日积月累，那些斑点即坏死的细胞就会不断堆积，并堵塞经络和血管。血瘀证的临床表现为：疼痛难忍，如刀割针刺，夜间加剧；或肿块堆积，或肤色青紫，面色紫黑，唇甲青紫；皮肤发黄或有斑点、斑瘀；出血，血色紫暗，月经不调或夹有血块，肌肤可见丝状红缕；精神狂躁或健忘；肢体麻木或偏瘫；水肿胀满等。

血瘀是一种危险的体质，如果不加以调理任其发展下去，容易患出血、脑卒中等疾病。因此，血瘀体质者必须加强各方面的调养。

精神调养

血瘀体质者应特别注重培养乐观的情绪。精神愉快则气血和畅，非常有利于血瘀体质的改善；反之，苦闷、忧郁的心情自然会加重病症。

饮食调养

血瘀体质的人，应多食海带、紫菜、粳米、玉米、荠菜、香菜、胡萝卜、佛手瓜、生姜、油菜、茄子、黑木耳、莲藕、山楂、橙子、柚子、桃子、李子等具有活血，散瘀，行气，疏肝解郁作用的食物。另外，酒可少量常饮，醋可多吃。最后还应该注意的是，应尽量避免进食肥猪肉。

体育锻炼

日常生活中，血瘀体质的人应保证足够的睡眠。尽可能多做一些有促进气血运行的运动，如舞蹈、太极拳、八段锦、步行等。另外，还可以适当做一些保健按摩，可使经络畅通，具有缓解疼痛、稳定情绪、增强人体功能的作用。

血瘀体质食养方

三七红枣粥

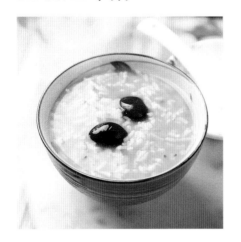

材料

三七粉 2 克,红枣 8 克,大米 200 克,红糖适量。

制作方法

砂锅中注入适量清水,放入红枣、三七粉,倒入洗好的大米。盖上盖,用大火煮开后转小火煮 40 分钟至食材熟软。揭盖,放入红糖,拌匀,煮至溶化,关火后盛出煮好的粥,装入碗中即可。

功效解析

三七收敛止血、活血生肌;红枣补血和胃、调理气血、健脾养胃。二者搭配做粥,能化瘀活血,调理血瘀体质。

丹参红花陈皮饮

材料

陈皮 2 克,红花、丹参各 5 克。

制作方法

砂锅中注入适量清水,倒入红花、丹参,放入陈皮,拌匀。盖上盖,用大火煮开后转小火煮 10 分钟至药材析出有效成分。揭盖,关火后盛出煮好的药茶,装入杯中即可。

功效解析

丹参可活血化瘀、安神宁心,红花可活血通经、祛瘀止痛,陈皮可行气散结。三者搭配合用,可有效改善血瘀体质。

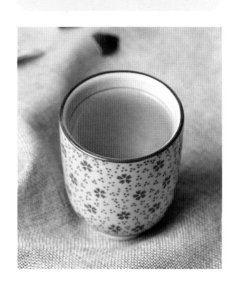

气郁体质：行气解郁，疏肝利胆

气郁见于《素问·六元正纪大论》，是指因长期情志不畅，气机郁滞而形成以性格内向、忧郁脆弱、敏感多疑为主要表现的体质状态。《黄帝内经》说"百病生于气也"，指的是一个人如果长期气郁就会对身心健康产生严重的影响。

《黄帝内经》认为，人体之气是人类生命活动的基础。生命活动的维持，必须依靠气来进行。人体的气，除与先天禀赋、后天环境及饮食营养相关外，还与肾、脾、胃、肺的生理活动相关。当气不能外达而结聚于内时，便会形成气郁。长期的气郁还会导致血液循环不畅、乳腺增生、肠胃疾病，许多癌症也是因此而产生的。另外，还会产生抑郁症、焦虑症等心理疾病。

《黄帝内经》指出"喜怒不接则伤脏"，说明情志不加节制会损伤五脏六腑的正常功能。我们知道气郁体质大多是由情志不畅导致的，那么，在日常生活中，气郁体质者应注意以下几点。

精神调养

气郁体质者往往性格内向，常处于抑郁状态，对健康影响甚大。根据《黄帝内经》"喜胜忧"的原则，应主动寻求快乐，多参加社会集体文娱活动；常看喜剧，听相声；多听轻快、开朗、激动的音乐；多读积极、富有乐趣的书籍。

体育锻炼

体育锻炼和旅游活动均能锻炼身体、流通气血，既能欣赏自然美景，调节精神，呼吸新鲜空气，又能沐浴阳光，增强体质。气功方面，以强壮功、保健功、动桩功为宜，着重锻炼呼吸吐纳功法，以开导郁滞。

饮食调养

气郁体质者可少量饮酒，以活动血脉，调节情绪。多食一些能行气的食物，如佛手瓜、橙子、荞麦、韭菜、茴香菜、大蒜、火腿、高粱皮、刀豆、香橼等。

气郁体质食养方

菊花枸杞瘦肉粥

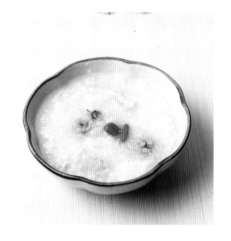

材料

菊花5克，枸杞子10克，瘦肉100克，水发大米120克，盐3克，水淀粉5毫升，食用油适量。

制作方法

处理干净的瘦肉切片，加盐、水淀粉、食用油，腌渍10分钟。砂锅注水烧开，倒入洗净的水发大米，加入洗净的菊花、枸杞子，拌匀，用小火煮至米粒熟透，倒入腌好的瘦肉片，煮熟，放入盐调味，盛出即可。

功 效 解 析

菊花疏肝清热，枸杞子补肾益精、养肝明目，瘦肉所含的氨基酸和含氮物质能使汤味鲜美，刺激胃液分泌，增进食欲。此粥有益肾养肝的功效。

甘麦萝卜排骨汤

材料

水发小麦80克，排骨200克，甘草5克，红枣10克，白萝卜50克，盐3克，鸡粉2克，料酒适量。

制作方法

洗净去皮的白萝卜切块，排骨焯水。砂锅注水烧开，倒入排骨、甘草、水发小麦，用大火煮开后转小火煮1小时。放入白萝卜、红枣，淋入料酒，加入盐、鸡粉调味，关火后盛出即可。

功 效 解 析

小麦能润肺止咳、滋阴生津，甘草能润肺止咳、和中缓急。此汤可用于缓解咽干肺热、咳嗽、肺结核等症。

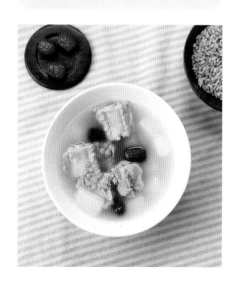

特禀体质：益气固表，养血消风

特禀体质又称特禀型生理缺陷、过敏。"特"指的是什么？就是特殊禀赋。特禀体质是指由于先天禀赋不足、遗传等，或环境、药物等因素所造成的特殊状态体质。

特禀体质有多种表现，其中过敏体质属于特禀体质之一。过敏体质的人易对药物、食物、气味、花粉、季节等过敏。其表现之一为即使不感冒也经常鼻塞、打喷嚏、流鼻涕，容易患哮喘。中医认为，过敏与体质有很大的关系，可以通过后天调理的方式进行改善。

很多人都是希望通过减少与过敏源接触来预防过敏，但是过敏源遍布生活各处，可谓防不胜防。如果我们能认识到自身的特禀体质是属于过敏体质，那么我们就可以通过改善自己的过敏体质，减少过敏的复发，而不是单一地去阻断过敏源这个外在因素。中医门诊中，针对特禀质（过敏体质）常用的治疗原则为："益气固表，养血消风。"《黄帝内经》云"正气内存，邪不可干"，通过益气固表，可以增强人体的抗病能力；"治风先治血，血行风自灭"，亦可通过治血让气血充足来强壮身体，改善体质，使内风不能生，外风不能侵，从而抗御"外邪"（致敏原和不良环境）的目的。特禀体质者养生应注意以下几点。

精神调养

过敏体质的人因对过敏源敏感，容易产生紧张、焦虑等情绪，因此要在尽量避免过敏源的同时，避免紧张情绪。

饮食调养

饮食宜均衡、粗细粮食搭配适当、荤素配伍合理，宜多食益气固表的食物，尽量少食辛辣、腥发食物，不食含致敏物质的食品，如蚕豆、白扁豆、羊肉、鹅肉、鲤鱼、虾、蟹、茄子、辣椒、浓茶、咖啡等。

起居调养

起居要有规律，保持充足的睡眠时间。居室宜通风。生活环境中接触的物品如枕头、棉被、床垫、地毯、窗帘、衣橱易附有尘、螨虫，可引起过敏，应经常清洗、日晒。外出也要避免处在花粉及粉刷油漆的空气中，以免受刺激而诱发过敏病症。

特禀体质食养方

黄芪红枣鳝鱼汤

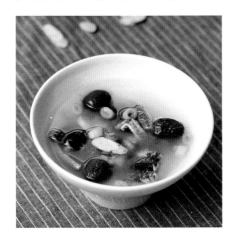

材料

鳝鱼肉350克，鳝鱼骨100克，黄芪、红枣、姜片、蒜苗各少许，盐、鸡粉各2克，料酒4毫升。

制作方法

洗净的鳝鱼肉切上网格花刀，再切段；鳝鱼骨切成段，均焯去血水。洗好的蒜苗切粒。砂锅注水烧热，倒入红枣、黄芪、姜片，用大火煮至沸，倒入鳝鱼骨，烧开后用小火煮30分钟，放入鳝鱼肉，加入盐、鸡粉、料酒，煮至食材入味，撒上蒜苗，盛出即可。

功效解析

黄芪能补中益气，红枣能健脾养血，鳝鱼能益气养血。三者搭配做汤，能调理人体气血，强健脾胃，调理特禀体质。

燕麦南瓜粥

材料

茯苓、百合、龙眼肉、芡实、枸杞、山楂、白果、花椒各3克，蜂蜜少许，母鸡1只，鸡汤适量。

制作方法

母鸡处理干净；茯苓、百合、龙眼肉、芡实、枸杞、山楂、白果、花椒粉碎，用布包包住煎煮，过滤去渣，取得药汁；母鸡放入砂锅，倒入药汁、蜂蜜、鸡汤，小火慢炖，煮熟即可。

功效解析

燕麦南瓜粥容易消化，能增强食欲，补充体力，防止便秘。还可以预防感冒，防止喉咙干涩，调养肠胃，延年益寿。

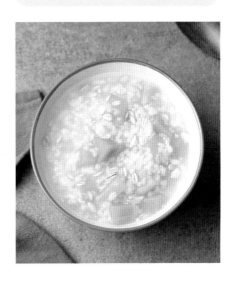

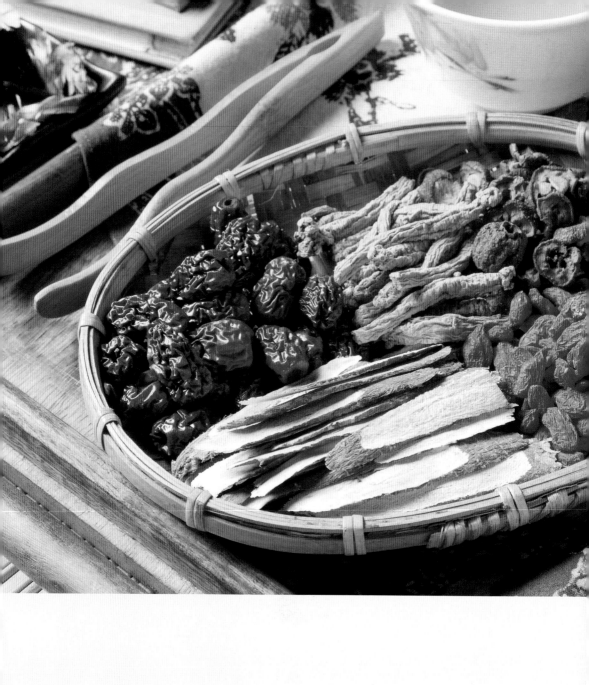

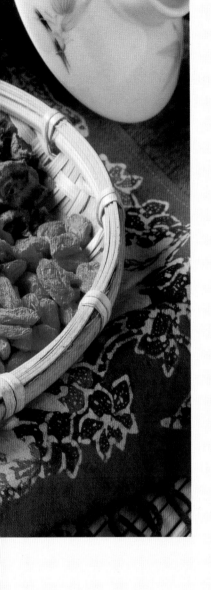

第3章

顺应四季养生法

《黄帝内经》的养生之道主张人要顺应自然规律，以自然之道修养生机，治身体于未病。并提出了『春养生、夏养阳、秋养收、冬养藏』的养生理论，这是中华民族传统养生文化的精髓，是最富东方特色的养生瑰宝。所以，人们适应四时气候的变化，以自然之道，养自然之法，取得人与自然的整体统一，才能避免病痛的侵袭而健康长寿。

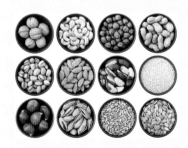

春季知"生发"：与万物一起复苏

《黄帝内经》上说："春三月，此谓发陈，天地俱生，万物以荣，夜卧早起，广步于庭，被发缓形，以使志生，生而勿杀，予而勿夺，赏而勿罚，此春气之应，养生之道也。逆之则伤肝，夏为寒变，奉长者少。"这段话大概是说，春季应遵循晚睡早起、适度放松的原则，如果违逆，就会损伤肝脏功能。因为春天是生发的季节，不能总睡觉来阻碍气机的"生发"，而应适度运动，注意保暖，调养身体。

春天是万物复苏、推陈出新的季节。此时，人们应该晚入睡、早起床，最好披散头发、解开衣带、放松身体，在庭院中散散步，让精神愉快、胸怀开畅，保证情志与"春生"之气互相适应。如果不按照春季养生方法行动，肝气得不到良好的滋养，本该属火、充满温煦的春天，就会因为没有足够的"奉长"之资，反为"寒变"，不利于健康。这就是春季养生的真谛。

中医养生认为，春天多风、天气乍暖还寒，且昼夜温差大，日常生活中应注意多变的气候，从饮食、起居各方面加以调适。具体需注意以下几点。

情志调养

春季要注意精神调摄，特别要注意制怒，做到疏泄畅达。风和日丽的天气，外出踏青，游山玩水，在陶冶性情的同时，还可使气血顺畅，精神饱满。

起居调养

春天应晚睡早起，多到室外活动，舒展形体。这样可使精力更加充沛，减少困倦，还可增强心肺功能、增强机体的免疫功能。

饮食调养

春天新陈代谢旺盛，饮食宜营养丰富、清淡可口、甘甜少酸。适当多吃蔬菜、水果，酒宜少喝，生冷与年糕等黏滞食品不可多食，尤不宜多食大辛大热和煎炸熏烤等香燥之品，以免助热生火引发疖子、痤疮等。

健康食养方

芡实海参粥

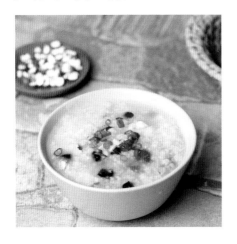

材料

海参 80 克，大米 200 克，芡实粉 10 克，葱花、枸杞子各少许，盐 1 克，芝麻油 5 毫升。

制作方法

Step1　处理干净的海参切条或切丁，砂锅中注入适量清水，倒入大米，用大火煮开后转小火续煮 30 分钟。

Step2　揭盖，倒入海参、枸杞子拌匀，加盖，小火续煮 15 分钟至熟软。

Step3　揭盖，倒入芡实粉拌匀，稍煮 5 分钟，加入盐、芝麻油拌匀，关火盛出，撒上葱花即可。

功效解析

此粥具有固肾涩精、补脾养胃、补血、养心安神的功效。

沙参猪肚汤

材料

沙参 15 克，莲子 75 克，薏米 65 克，芡实 45 克，茯苓 10 克，猪肚 350 克，姜片、盐、料酒各适量。

制作方法

Step1　洗净的猪肚切成条。锅中烧开清水，倒入猪肚，淋入料酒搅匀，焯至变色，捞出沥干水分待用。

Step2　另起锅烧开清水，撒入姜片，倒入全部材料，加盖烧开后小火炖 1 小时。

Step3　揭盖，放入盐拌匀，盛出即可。

功效解析

此汤有养心润肺、健脾止泻、滋阴下火、利尿祛湿的作用。

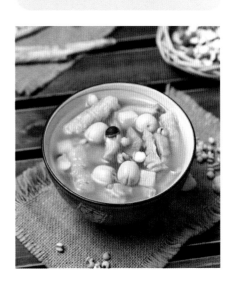

夏季看"生长"：阳气宣泄通畅

关于夏季养生，《黄帝内经》在"素问篇"中指出："夏三月，此为蕃秀。天地气交，万物华实，夜卧早起，于厌无日，使志无怒，使气得泄，若所爱在外，此夏气之应，养长之道也；逆之则伤心，秋为痎疟，奉收者少，冬志重病。"强调夏季养生应遵循养"长"的原则。

夏季是一年四季中阳气最盛的季节，此时也是人体新陈代谢最旺盛的时期。为适应炎热的气候，皮肤毛孔开泄以使汗液排出，通过出汗以调节体温、适应暑热的气候。因此，夏季养生要避暑热，防暑邪，同时要注意保护人体阳气，防止因避暑而过分贪凉，伤害人体阳气。根据"夏养长"的养生原则，在这个季节，人们应该早睡早起，并保持情志的愉快、适当的运动，这样才能使机体更好地适应夏天的养"长"之气。

情志调养

长昼酷暑，伤津耗气，人易疲乏，情易烦腻。因此，我们要注意顺应夏天阳气旺盛的这一特点，振作精神，勿生厌倦之心，使气宣泄，免生郁结。同时要注意调整情绪，莫因事繁而生急躁、恼怒之情，免助阳起暴冲而伤正气。在夏令暑蒸气耗的季节，若能调整出这样的心境，自然可以凉从心生、健康长寿了。

饮食调养

夏季的饮食较其他季节更为重要。因为夏季阳气盛于外，而阳极阴生，阴气居于内，故夏季饮食宜清淡，少食肥甘厚味，多食豆类食品，以此来解暑利湿，健脾益肾。

起居调养

夏季作息，一般宜晚些入睡，早点起床，以顺应自然界阳盛阴虚的变化。《黄帝内经》里也说，在夏季人们每天要早点起床，以顺应阳气的充盈与盛实；要晚些入睡，以顺应引起的不足。还有，夏季多阳光，不要厌恶日常天热，仍要适当运动。因夏季的延长，且要求晚睡早起，相对地睡眠就显得不足了，因此，需要午睡作适当的补偿。午睡能使你疲劳消除，精神焕发，可更好地适应午后的工作。

党参麦冬茶

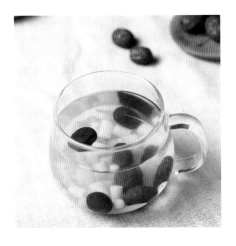

材料

党参、麦冬各 15 克，红枣 25 克，
冰糖 20 克。

制作方法

Step1　砂锅中注入适量清水烧开，放入
洗净的党参、麦冬、红枣，搅匀，
盖上盖，用小火煮约 20 分钟，
至其析出有效成分。

Step2　揭开盖，放入冰糖，搅拌均匀，
盖上盖，煮约 3 分钟，至其溶化。

Step3　揭盖，搅拌匀，把煮好的茶水盛
出，装入碗中即可。

功效解析

党参麦冬饮具有益气、生
津、止渴功效。

莲子芡实瘦肉汤

材料

瘦肉 250 克，芡实 10 克，莲子 15 克，
姜片少许，料酒 10 毫升，盐适量。

制作方法

Step1　将泡发好的莲子去芯，洗净的瘦
肉切成块。锅中注水烧开，倒入
瘦肉、料酒，焯约 2 分钟，去除
血水，将瘦肉捞出备用。

Step2　取干净砂锅，放入莲子、芡实、
姜片、瘦肉，倒入热水，大火煮
开改小火炖 1 小时。

Step3　揭盖，加入盐拌匀，装碗即成。

功效解析

此汤清淡解渴，清补脾肺，
适合夏季炎热天气时食用。

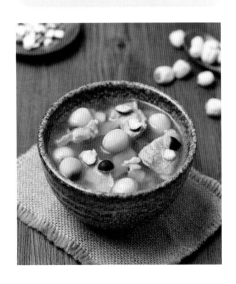

秋季忙"收敛"：处处收敛不外泄

《素问·五行运大论篇》上说："中央生湿，湿生土，土生甘，甘生脾，脾生肉……"在《黄帝内经》中，长夏属土，土位于中央。"五行学说"认为，土是滋生湿气产物，是催生甘味的源泉。由于甘味能滋养人体的脾脏，所以《黄帝内经》认为长夏是养脾的最佳时期。

长夏是夏天最后一个月，相当于阳历的7月至8月。中医认为长夏属土，人体五脏中脾也属土，因此长夏气候偏湿，所谓"湿气通于脾"，脾脏喜燥恶湿，湿重则伤脾，而发腹胀、泄泻、恶心呕吐、发热等症。因而，长夏是健脾、养脾、治脾的重要时期。只有加强脾的保健，才能使人体更好地从食物中吸收营养，摆脱"苦夏"的困扰，开胃增食，振作精神。

情志调养

从"藏象说"来看，肺与秋气相应，它属金，主气司呼吸，在志为忧。肺气虚者对秋天气候的变化特别敏感，秋风冷雨，花木凋零，万物萧条，常会让人在心中引起悲秋、凄凉、垂暮之感，易产生抑郁情绪。因此，秋季应以注重调养精神为养生之要务。

饮食调养

秋季是肺经当令之时，《素问·脏气法时论》说："肺主秋……肺收敛，急食酸以收之，用酸补之，辛泻之。"秋天肺经当令，肺金太旺则克肝木，因此秋季易耗伤津液，引发口干舌燥、咽喉肿痛、肺热咳嗽等症。因为酸味收敛肺气，辛味发散泻肺，秋天宜收不宜散，所以要尽量少吃葱、姜等辛味之品，而应多吃清热生津、养阴润肺的食物。

起居调养

"春捂秋冻，不生杂病"是民间流传的谚语。它正符合了《黄帝内经》所提到的秋天"薄衣御寒"的养生之道。但对"秋冻"要有正确的理解。自立秋节气后，气温日趋下降，昼夜温差逐渐增大；寒露过后，北方冷空气不断入侵，出现"一场秋雨一场寒"。这时，我们应循序渐进地练习"秋冻"，加强御寒锻炼，增强机体适应自然气候变化的抗寒能力，有利于预防呼吸道疾病的发生。如果到了深秋，遇天气骤变，气温明显下降，要注意天气变化，防寒保暖。因此，秋季应做到"秋冻"有节，与气候变化相和谐。

健康食养方

百合南瓜羹

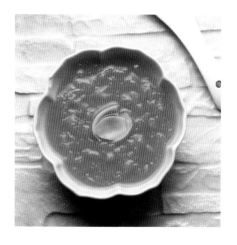

材料

南瓜 250 克，百合 20 克，糯米粉 30 克。

制作方法

Step1 百合清水浸泡 20 分钟，南瓜去皮切块。

Step2 南瓜与百合放入高压锅，加适量水，加盖蒸煮 10 ~ 15 分钟。揭盖，将南瓜百合汤用勺子搅成蓉。糯米粉加清水调成糊状。

Step3 一边加热南瓜百合汤，一边将糯米糊慢慢倒入搅拌，防止糊锅，略煮 1 ~ 2 分钟，糯米糊变色即可。

功效解析

百合润肺安神，南瓜补中益气。此羹润肺益气，美容养颜。

桑葚芝麻糕

材料

糯米粉 250 克，粘米粉 200 克，鲜桑葚 100 克，黑芝麻 35 克，白糖 25 克，酵母 5 克。

制作方法

Step1 烧开清水，倒入桑葚熬煮约 10 分钟，关火捞出，桑葚汁装碗放凉。

Step2 再将糯米粉、粘米粉、白糖、酵母放入盆内，加桑葚汁和适量清水，揉成面团，做成生坯，撒上黑芝麻，上笼蒸 15 ~ 20 分钟即成。

Step3 稍冷却后将糕切小块，摆盘即可。

功效解析

桑葚、黑芝麻都能健脾胃、补肝肾。此糕宜常食。

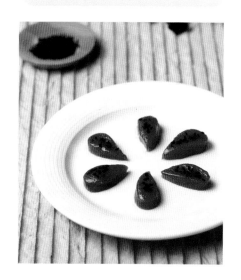

冬季贵"藏养"：补养身体正当时

冬季为四季之末，《黄帝内经》上说："冬三月，此为闭藏，水冰地坼，无扰乎阳，早卧晚起，必待日光，使志若伏若匿，若有私意，若已有得，去寒就温，无泄皮肤，使气亟夺，此冬气之应，养藏之道也。逆之则伤肾，春为痿厥，奉生者少。"这段话的大意是说，冬天是万物闭藏的季节。在这一季节里，天寒地冻，人不要扰动阳气，要早睡早起，远离严寒之地、靠近温暖之所。如果违背了这一法则，就会伤害肾气，到了春天就会导致四肢羸弱逆冷。

根据"春夏养阳，秋冬养阴"的理论，冬天应该养阴，因为冬天是阴气最重的季节，是阴长阳消之际。所以，顺应冬天阴长的天时，应该给人体补阴，尤其是阴虚之体，冬天更是养阴的最好时机。因此，冬季养生应注意以下几点。

情志调养

冬季养生，在精神调养方面，要做到"使志若伏若匿，若有私意，若已有得"。也就是保持精神情绪的宁静，避免烦忧妄动，使体内阳气得以潜藏。唐代养生大家孙思邈明确指出："神疲心易役，气弱病相侵。"冬季调养精神，要保证有充足的睡眠时间，一般要做到早卧晚起。此外，积极适宜的运动，也会让人精神愉快，身心健康。

饮食调养

冬季饮食调养要遵循"秋冬养阴""无扰乎阳""虚者补之，寒者温之"的古训，冬季天气严寒，易感受寒邪，应少食生冷，以免损伤脾胃的阳气，而要食用一些滋阴补阳的食物。首先是选择热量较高的食物，但也不宜燥热，同时也要多吃新鲜蔬菜以避免维生素的缺乏。特别需要注意的是在冬季食补之前一定要先清楚自身体质的寒热属性，寒性体质的人一般不适合热补。

起居调养

在寒冷的冬季，不要因扰动阳气而破坏人体营养转换的生理机能。而要养精蓄锐，使阳气内藏。人体阳气好比天上的太阳，赐予自然界光明与温暖，失去它，万物也无法生存。同理，人体如果没有阳气，将失去新陈代谢的活力。所以，冬季的起居调养切记"养藏"。

健康食养方

西芹炒核桃仁

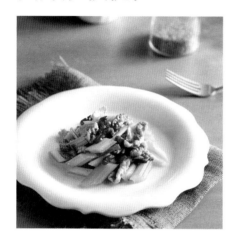

材料

西芹 100 克，瘦肉 140 克，核桃仁 30 克，枸杞子少许，盐 4 克，水淀粉 3 毫升，料酒 8 毫升，食用油适量。

制作方法

Step1　洗净的西芹斜切成段，入沸水锅中焯透捞出；洗好的瘦肉切片，加入盐、水淀粉、食用油腌渍 10 分钟。

Step2　下食用油，热锅，核桃仁小火炸出香味，捞出；锅底留油，倒入瘦肉炒至变色，淋入料酒，炒出香味，放入西芹炒匀，加入盐、枸杞子炒匀。

功效解析

核桃仁健脑益智。此菜补血健肾，健脑益智，强壮筋骨。

当归生姜羊肉汤

材料

羊肉 400 克，当归 10 克，姜片 40 克，香菜段少许，料酒 8 毫升，盐 2 克。

制作方法

Step1　锅中注入适量清水烧开，倒入羊肉，加入料酒煮沸，焯去血水，捞出沥干水分待用。

Step2　砂锅注入适量清水烧开，倒入当归和姜片，放入羊肉，淋入料酒，搅拌匀。盖上盖，小火炖 2 小时至羊肉软烂，放盐，拌匀调味。

Step3　去当归和姜片，放入香菜段，关火，盛出即可。

功效解析

生姜散寒行气，羊肉补气生血，此汤温中补虚、驱寒止痛。

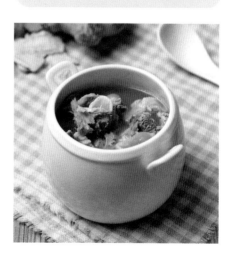

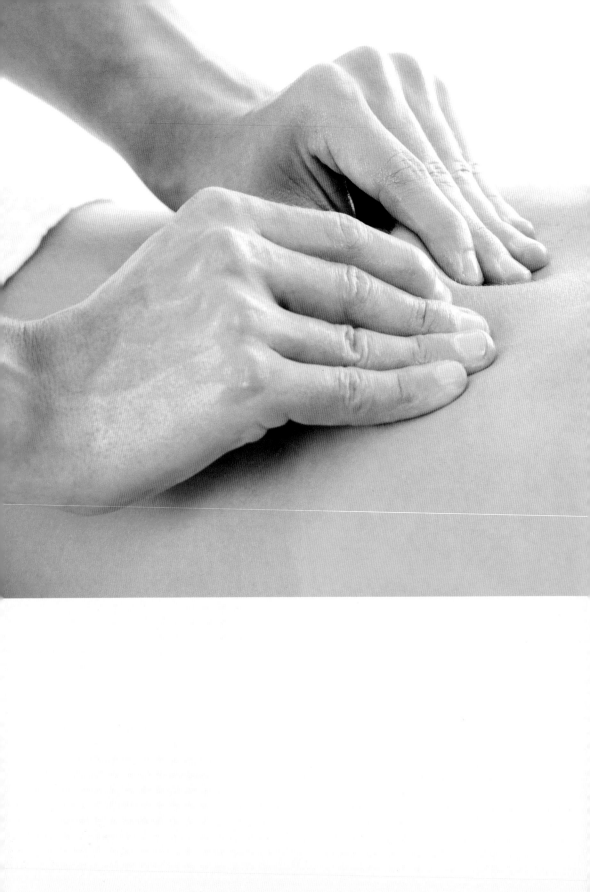

第**4**章

十二时辰养生法

《黄帝内经》认为，人体内的经气就像潮水一样，会随着时间的流动，且每个时辰都会有不同的经脉『值班』。如果能够顺应这种经脉的变化，采用不同的方法，就可以达到良好的养生效果。因此，根据昼夜阴阳的变化规律提出了按时辰养生的理论。

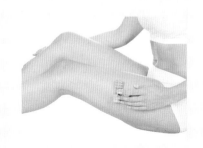

子时：安睡即护胆养阳气

子时是指23点到第二天凌晨1点，此时胆经最旺。子时阳气初生，这种初生的阳气是维持整个人体生命活动不断进行、欣欣向荣不可缺少的力量。这时不要熬夜，要及时上床睡觉。通常在子时前入睡者，第二天醒来后头脑会变得更加清醒，气色也显红润。

挠头其实是刺激胆经做决断

生活中，我们经常看到这样一个现象：有事情想不清楚，或者不知道该怎么回答别人的问题，决断力不够的时候，经常会有挠头的动作。

人在使用决断力功能时，若胆气充实，则行事果断，脏腑气血功能发挥正常；反之，胆气不足的时候，人就会挠头。我们知道，胆经的循行路线是从人的外眼角开始，沿着头部两侧，顺着人体的侧面向下，一直到达脚的第五趾和第四趾。而人挠头的地方正是胆经经过的地方，挠头就是刺激胆经而帮助决断。

另外，我们在疲劳的时候，喜欢手臂举高，这是在拉伸胆经以振奋阳气的一个动作。我们打一个哈欠以后，人就显得精神一些，这也是胆气生发起来的现象。

不过，值得注意的是，孩子有时候也会经常挠头，这就要区别对待了。一般情况下，可能是胆经不通。和成年人一样，孩子有事情想不清楚、决断力不够的时候，也经常会做挠头的动作。孩子挠的地方正是胆经经过的地方，这也是孩子在刺激胆经而帮助决断。如果孩子经常挠头，家长想要孩子改掉这个坏毛病，帮他拍拍胆经就可以了。

胆经的日常锻炼和养护——敲胆经

子时（23：00—1：00）气血进入胆经。胆经旺，胆汁推陈出新。胆的生理功能是供应内脏胆汁，帮助食物消化代谢。不注意按时睡觉，会影响气血回流胆经。

从经络循行线路图上可以看出，胆经在头侧部的穴位分布异常密集，胆经气血异常容易出现头晕目眩、耳鸣、皮肤粗糙、胸胁疼痛、失眠多梦、易惊、忧愁、神经官能症、鬓发白等问题。所以，成年人最好养成每天子时就寝的习惯，否则容易衰老。常敲胆经可以活气血，促胆汁分泌；调脏腑，理气机；增强抵抗力。

>> 按揉胆经穴位巧治小病

阳陵泉穴
防治胆囊炎、胆石症

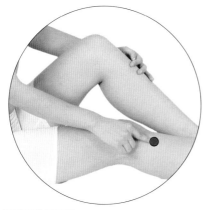

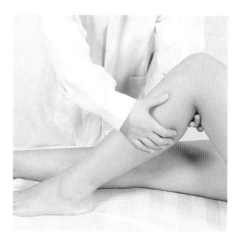

操作方法

　　用拇指指腹揉按阳陵泉穴 3 ～ 5 分钟，以局部有酸胀感为度。

穴位定位

　　位于小腿外侧，当腓骨头前下方凹陷处。

风池穴
清脑明目，防治头痛

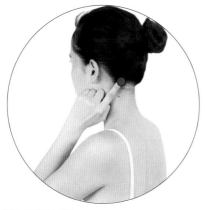

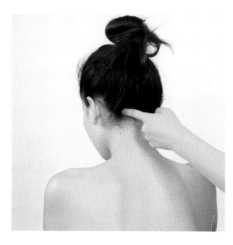

操作方法

　　用食指指腹点按风池穴 3 ～ 5 分钟。长期按摩，可改善头痛、眩晕等。

穴位定位

　　位于项部，与风府相平，胸锁乳突肌与斜方肌上端之间的凹陷处。

丑时：熟睡可护肝养血

丑时睡得越深，肝净化血液的效率越高

中医认为，肝脏有储藏血液及调节血量的作用，相当于储存能量的"仓库"。丑时是气血流经肝脏的时段，此时废旧的血液被淘汰，新鲜的血液再生，血液的新陈代谢得以顺利进行。此刻也是肝脏自身功能得到修复的时候。血液还有一个功能是排毒，它是人体最大的解毒器官。人体每天会产生许多毒物、废物，有时食物中也包含一些有害的物质，肝脏可以分解这些有毒物质，然后将其转化为无害的物质分泌到胆汁或血液中，之后再将其排出体外。在这个过程当中，充足的气血既可以为肝脏解毒提供能量，又可以起到"搬运工"的作用。

睡眠质量不好，就会造成肝火上升。按照中医养生的观点，每晚最好在子时前入睡，这时肝胆都可以得到很好的休养。"人动血行于诸经，人卧血归于肝"，也就是说，只有当人体静卧时，气血才能归于肝脏。如果丑时不入睡，肝还在输出能量以支持人的思维和行动，气血就会继续不停地"运行于诸经"，无法归肝养肝。这样肝脏的血液得不到代谢，存储能量的"仓库"空了，体力也就无法恢复，这时人们总会感到累。新鲜的血液无法生成，原来进入血液中的毒素也就无法顺利排出。如果毒素长期积聚在人体内，就会产生疾病。

疏通肝经，让失眠不再成为困扰

要想养好肝，首先要在精神上保持平和舒畅，不要暴怒和抑郁，以维持其正常的疏泄功能，还要以熟睡来维持肝主藏血的功能。如果我们在夜晚丑时还不休息的话，血液就要继续不停地"运于诸经"，无法归于肝用以养肝，那么肝脏在超负荷运转下难免会有闪失。所以，丑时一定要睡觉。《素问·五脏生成篇》中说："故人卧血归于肝。目受血而能视，足受血而能步，掌受血而能握，指受血而能摄。"所以养肝血至关重要。人只有休息时，肝脏血流才充分，才能养好肝。

在肝经最旺的丑时按摩肝经是最好的进补，但由于凌晨人应该安静地休息，为与自然之气相应，可以按摩与肝经同名同气的手厥阴心包经。那么建议在 19 ~ 21 点的时候按摩心包经也能起到刺激肝经的作用。

>> 按揉肝经穴位巧治小病

太冲穴
疏肝理气，心平气和

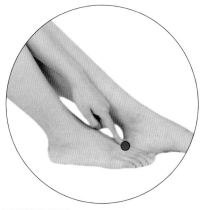

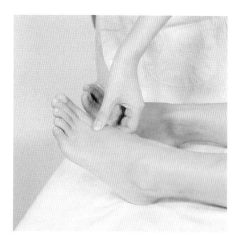

操作方法

　　用拇指指尖掐按太冲穴 3 ~ 5 次，以局部有酸痛感为度。

穴位定位

　　位于足背侧，第一、第二砾骨结合部之前凹陷中。

行间穴
泻肝火之要穴

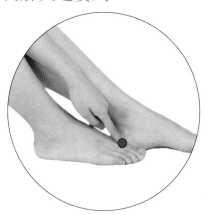

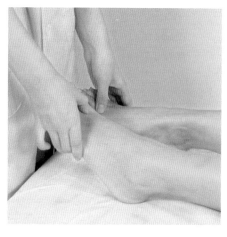

操作方法

　　用拇指指尖掐按行间穴 3 ~ 5 次，以局部有酸痛感为度。

穴位定位

　　位于足背侧，当第一、第二趾间，趾蹼缘的后方赤白肉际处。

寅时：睡得好，肺就好

寅时肺经当令，分配全身气血

寅时即凌晨 3 点到 5 点，此时肺经最旺。寅时经脉气血循行流注至肺经，肺部有疾患的人经常会在此时醒来，这是气血不足的表现。《素问·灵兰秘典论》指出："肺者，相传之官，治节出焉。"如果把心比作一位君主，那肺就像一位辅佐君主的宰相，协助心脏治理全身，调节气血营卫，沟通和营养各个脏腑。在时辰养生中，寅时是肺经在运行。人在深度睡眠的时候，身体的各个器官是比较平衡的，这样一来，气血就会比较均衡地分布全身，维持人体这一天正常的气血运营。

而如果在这个时候，人体的某个器官异常活跃，比如大脑比较活跃，那么肺就只好多分配一些气血给大脑，那么第二天人就会感到四肢乏力，非常疲惫，这就是由于气血虚弱造成的。长此以往，就有可能造成重大疾患。这时若能保持深度睡眠状态，第二天就会面色红润，精力充沛。

养肺需注意避寒冷

中医认为，"形寒饮冷"皆有害于肺，因为肺主皮毛，皮肤是肺的对应部位。如果皮毛感受寒气，会直接影响浅表气血的运行和汗液的排泄，气血运行和汗液排泄有问题，肺气的"宣肃"功能马上就会受到影响。所以，冷气吹得太过或是吃寒冷的食物都不利于肺脏的气化功能。

寅时猛然惊醒，警惕肺部问题

因为肺的工作是不能受到任何干扰的，否则就会出现偏差。人体处于睡眠状态时，所有的器官都处于一个相对平静的状态，肺的功能才能正常发挥。如果此时醒来，多是肺气不足的表现。"气为血之帅"，气行血亦行，气虚血亦虚，气滞血亦滞。肺气不足，血也就失去了前进的动力，难以到达周身各处。气血养神，欠缺气血滋养，心神难安，就会造成失眠或过早醒来。还有一种情况，就是本身气和血都比较虚，比如老人、体质虚弱的人，在进行气血分配时，就有些力不从心，也就是气血不够用了。心神得不到滋养，也会出现失眠。

>> 按揉肺经穴位巧治小病

太渊穴
调气血，通血脉

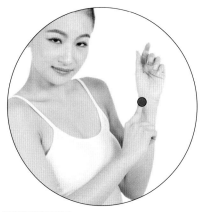

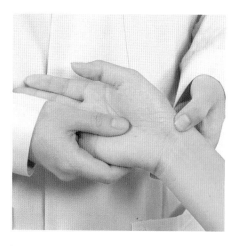

`穴位定位`

位于腕掌侧横纹桡侧，当桡动脉搏动处。

操作方法

用拇指指腹按压太渊穴片刻，然后松开，反复 5～10 次，以局部有酸胀感为度。

列缺穴
通经活络

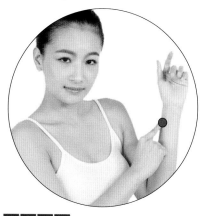

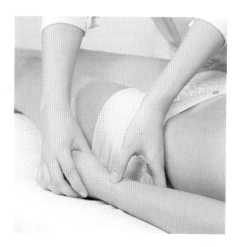

`穴位定位`

位于前臂桡侧缘，腕横纹上 1.5 寸，当肱桡肌与拇长展肌腱之间。

操作方法

用拇指的指腹揉按或弹拨列缺穴100 ～ 200 次，以局部有酸痛感为度。

卯时：喝杯温开水，轻松通肠道

一觉醒来，排便是对大肠经最好的照顾

卯时是早上 5 点至 7 点，此时是大肠经当令，要养成排便的习惯。《素问·灵兰秘典》记载："大肠者，传导之官，变化出焉。"与其他脏腑一样，中医把大肠叫作"传导之官"。从字面上理解，即传化和疏导的意思。大肠的两大功能：主传化糟粕和大肠主津。主传化糟粕功能是指大肠上接小肠，接受小肠食物残渣，吸收其中多余的水液，形成粪便。大肠主津，指的是大肠吸收水分，参与调节体内水液代谢的功能。大肠接受经过小肠泌别清浊作用后所剩下的食物残渣和剩余水分，吸收水液，使食物残渣形成粪便，即常说的燥化作用。

大肠是身体各脏腑的末端，负责运转和排泄消化后的食物残渣，常被人们忽略其对健康的重要性。若食物的残渣滞留在体内可引起便秘，虽说便秘不是什么大病，但危害却不小。如便秘常常导致上腹部饱胀不适、反胃、恶心；由于粪便在肠道存留时间过长，毒素在血液中循环，从而引发一系列皮肤病，如痤疮、暗疮、色素沉着等；经常用力排便，还会促使痔疮的形成。因此，我们应该养成在卯时起床后喝水如厕的好习惯。

好好利用人体血液的清道夫——手阳明大肠经

手阳明大肠经起于食指末端的商阳穴，沿食指桡侧，通过合谷穴、曲池穴，向上会于督脉的大椎穴，然后进入缺盆穴，联络肺脏，通过横膈，属于大肠。大肠经为多气多血之经，阳气最盛，用刮痧和刺络的方法，能驱除体内热毒，如果平时进行敲打刺激，可以清洁血液通道，预防青春痘。

在五行里，肺与大肠同属于金，肺属阴在内，大肠为阳在外，二者是表里关系，而肺是负责吐纳故新，大肠负责传导糟粕，因此，大肠经的病邪容易进入肺经，当然肺经的病邪也可以表现在大肠经上。有的人出现痤疮、暗疮，有的人会腹泻、腹胀、便秘。如果这时候没有采取措施阻止外邪的进攻，外邪就会长驱直入人体的肺经，这时就会出现较为严重的外部表现，如发热、感冒等病症。出现雀斑、酒糟鼻等问题时，按摩大肠经以"治未病"，及时击退疾病的入侵。

>> 按揉大肠经穴位巧治小病

合谷穴
镇痛第一穴

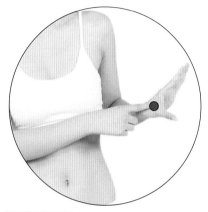

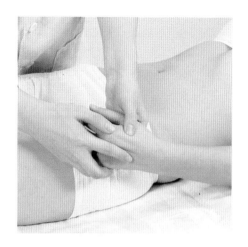

穴位定位

位于手背，第一、第二掌骨间，当第二掌骨桡侧的中点处。

操作方法

用拇指指尖掐揉合谷穴 100 ～ 200 次，以局部有酸胀感为度。

迎香穴
治疗鼻塞的特效穴

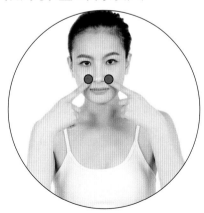

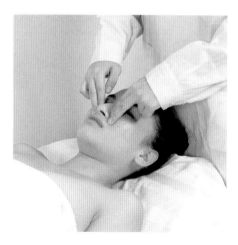

穴位定位

位于鼻翼外缘中点旁，当鼻唇沟中。

操作方法

用食指和中指的指腹揉按迎香穴 100 ～ 200 次，以局部皮肤潮红为度。

辰时：按时吃早餐，胃肠自然好

胃经当令，吃好早餐精气足

时辰养生是《黄帝内经》重要的理论精髓。早上7点到9点是辰时，它对应的人体器官是胃，所以《黄帝内经》认为，辰时是养胃的最佳时机。中医认为，胃经是多气多血的经脉，它对我们一天之中营养的来源、体力、精力的供输十分重要。有了充沛的活力，才能应付一整天的工作。人在辰时吃早餐最容易消化，吸收也最好，因此，我们一定要在辰时吃好早餐，一般起床后活动30分钟再吃早餐最为适宜。

另外，早餐要吃热食。一些人贪图凉爽，尤其是夏天，早餐喝蔬果汁代替热乎乎的豆浆、稀粥，这样的做法短时间内也许不觉得对身体有什么影响，但长此以往会伤害胃气。对于胃的调养，《黄帝内经》中曾有这样的表述："内伤脾胃，百病由生。"脾胃在五行中属土，要让土地化生万物，就一定要有适宜的温度。

辰时胃经保健、祛痘一个都不少

胃经是人体经络中分支最多的一条，共有两条主线和四条分支，主要分布在头面、胸部、腹部和腿外侧靠前的部分。很多人脸上爱长痘痘，这其实就是胃寒的表象。例如现在很多人都爱喝冷饮，不管冬天夏天都爱喝，这就容易造成胃寒。而当身体遭遇到外界来的寒气时，出于自保身体就会用自身散发的热来抵御寒气，这种热是燥火，根源在于胃，治疗时从胃经入手就可以了。

也有很多人，经常情绪不好，也经常喝冷饮，但是很少长痤疮，这怎么解释呢？其实，不长痤疮不一定是好事，并不是说他没有胃寒，而是他已经没有胃火攻出来了。虽然不表现在脸上，但是胃经会一直向下走，经过乳中（乳房的正中线），假如胃寒的是名女性，她就很可能会出现痛经、月经不调，并且在经期前后乳房胀痛和大腿根酸痛，这就是胃经不调的征象。因为胃经经过乳房和大腿根，精血下不来，这些地方就会不通则痛。

>> 按揉胃经穴位巧治小病

足三里穴
胃经保健的第一大穴

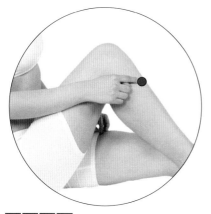

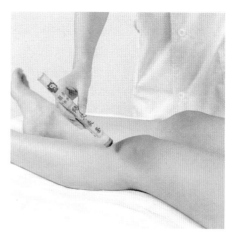

穴位定位

位于小腿前外侧，当犊鼻穴下3寸，距胫骨前缘一横指（中指）。

操作方法

用艾条温和灸法灸足三里穴 5 ~ 10 分钟，以出现循经感传现象为佳。

天枢穴
改善肠腑功能

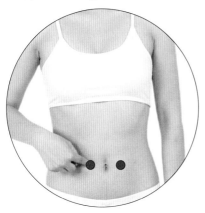

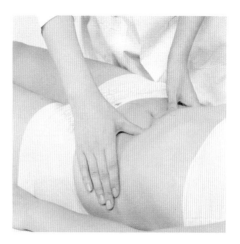

穴位定位

位于腹中部，距脐中2寸。

操作方法

用拇指指腹以顺时针方向揉按天枢穴 2 ~ 3 分钟，以潮红、发热为佳。

巳时：按摩脾经，身健脑清

脾经当令，消化食物的关键时刻

巳时是指上午9点到11点，这是脾经当令的时段。《素问·刺法论》上说："脾者，谏议之官，知周出焉。"脾主运化，它主要是把胃中腐熟了的食物气血输送到肌肉腠理当中去，所以《黄帝内经》很强调脾的重要意义。

脾有运化水谷的功能，论其作用时，往往脾胃联称。脾消化饮食，把饮食精华运输到全身。脾又能统摄周身血液、调节血液循环，使之正常运行，能把饮食中的精气、津液上属于肺，然后再输送到其他脏腑以化生血气，故说脾为气血生化之源。

"脾开窍于口"，即饮食口味及食欲的正常与否和脾的运化功能有密切关系。一个人的脾经通畅，即可饮食有味、食谷感觉香甜，这样则营养充足，小孩长得健壮，大人则气血充足，肌肉健美；反之，如果一个人脾失健运，则可出现食欲减退或口味异常，如口淡无味、口甜、口腻等。《素问·五脏生成篇》记载："脾之合，肉也；其荣，唇也。"这是说，口唇的色泽与全身气血是否充盈有关，而脾胃为气血生化之源，所以口唇的色泽是否红润，实际上是脾运化功能状态的外在体现。

所以，《黄帝内经》上说"脾为后天之本，气血生化之源"，人出生后，所有的生命活动都有赖于后天脾胃摄入的营养物质。先天不足的，可以通过后天来调养补足，同样可以延年益寿；先天非常好，如不重视后天的调养，久之就会多病减寿。因此，在日常生活中，讲究养生之道一定要重视养脾。

身体健康的保护神——脾经

脾经的循行路线是从大脚趾末端开始，沿大脚趾内侧与脚掌的分界线，向上沿内踝前边，上肢小腿内侧，然后沿小腿内侧的骨头，与肝经相交，在肝经之前循行，上股内侧前边，进入腹部，再通过腹部与胸部的间隔，夹食管旁，连舌根，散布舌下。

脾经不通时，人体会表现为下列症状：身体的大脚趾内侧、脚内缘、小腿、膝盖或者大腿内侧、腹股沟等经络线路会出现冷、酸、胀、麻、疼痛等不适感。或者全身乏力胃痛、腹胀、大便稀、心胸烦闷、心窝下急痛等。

>> 按揉脾经穴位巧治小病

太白穴
常按太白治胃痛

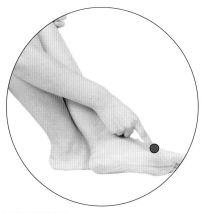

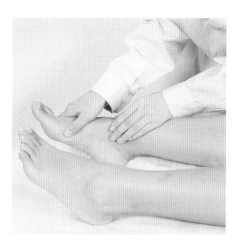

操作方法

用拇指指尖用力掐揉太白穴100次。每天坚持，可改善腹胀、胃痛。

穴位定位

位于足内侧缘，当足大趾本节（第一跖趾关节）后下方赤白肉际凹陷处。

三阴交穴
妇科病的万灵丹

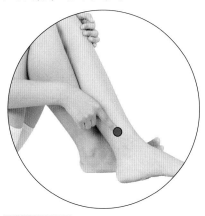

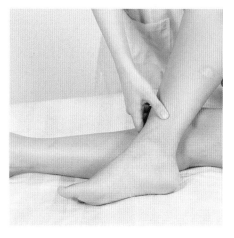

操作方法

用拇指指腹按揉三阴交穴100～200次。每天坚持1分钟，能够治疗月经不调、腹痛、泄泻。

穴位定位

位于小腿内侧，当足内踝尖上3寸，胫骨内侧缘后方。

午时：午睡是养心经的最佳办法

午时阴长阳消，午睡一刻值千金

午时即中午 11 ~ 13 点，此时是心经当令。《黄帝内经》认为心为"君主之官"，它的重要意义就可想而知了。午时是心经当令的时间，此时不宜做剧烈运动，宜静养。

午睡对消除疲劳、促进健康非常有益。尤其在夏天，日长夜短，晚上往往又很闷热，使人难以入睡，以致睡眠不足，白天时常会感到头昏脑涨，精神不振，容易疲劳，午睡可使身体得到充分休息，提高午后的工作效率。但午睡不注意可能会适得其反。一是午饭后不可立即睡觉。刚吃完饭就午睡，可能会引起食物反流，刺激食道，轻则会让人感到不舒服，重则可能会产生反流性食管炎。因此，午饭后最好休息 20 分钟左右再睡。二是睡前不要吃太油腻的东西，也不要吃得太饱，因为油腻会增加血液的黏稠度，加重冠状动脉病变；过饱则会加重肠胃消化负担。三是午睡时间不宜过长。实际的睡眠时间有十几分钟就够了。因为睡久了之后，人会进入深度睡眠状态，大脑中枢神经会加深抑制，体内代谢过程逐渐减慢，醒来后就会感到更加困倦。

午时养生从安心神开始

心主神志，藏神。中医所说的"心"与西医的"心脏"略有不同，中医所说的"心"包括心脏和精神、脑力，以及与心相关的其他脏腑组织。《黄帝内经》认为，心为神明之官。心的病变通常主要反映在血脉失调和神志异常等方面。心包为心之外卫，故温热病邪内陷，多为心包所受，从而出现神昏、谵妄等病候。心虚证多起于内伤，表现为心气、心血之亏虚和心神暗耗；实证多由痰、火、瘀血内阻所致。

在生活中，当精神紧张、思虑过度或受到惊吓时，往往会出现心神不宁甚至悸动不安的情况，有时还会有失眠、多梦等症状。西医学认为，这些症状的发生都是自主神经功能紊乱的一种表现，但缺乏好的治疗方法。中医从心所藏之"神"对意识活动的重要性角度出发，认为这些自主神经功能紊乱是心所藏之"神"不足所致，从而运用安神的方法治疗心慌、失眠、多梦等，而且取得了很好的疗效。

>> 按揉心经穴位巧治小病

神门穴
保养心经要穴

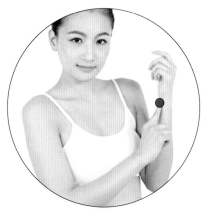

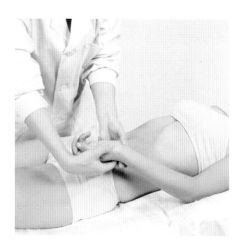

穴位定位

　　位于腕部，腕掌侧横纹尺侧端，尺侧腕屈肌腱的桡侧凹陷处。

操作方法

　　用拇指指腹按压或弹拨神门穴片刻，然后松开，反复 10 ～ 15 次。每天坚持，可补心气、养心血。

少府穴
理气活络

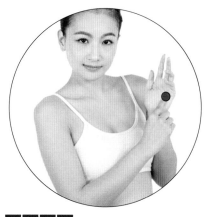

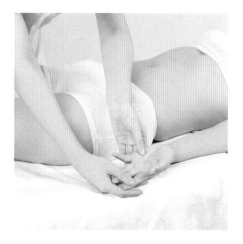

穴位定位

　　位于手掌面，第四、第五掌骨之间，握拳时当小指尖处。

操作方法

　　用拇指指腹按揉或弹拨少府穴 3 ～ 5 分钟。每天坚持，能改善失眠、健忘、手掌麻木，能够有效加强心主血脉的功能。

未时：吃好午饭，按摩小肠经，身体自康健

未时不是"未事"，小肠不是小事

13点到15点的这段时间在十二时辰中被称作"未时"，这个时间是小肠经最活跃的时候。从生理上看，小肠是饮食消化的主要场所，如果小肠的消化功能失常，就会出现消化、吸收障碍，其典型表现为腹胀、腹泻等。所以，未时是小肠经当令，是保养小肠的最佳时段。午餐最好在未时的13：00之前吃完，这样才能在小肠精力最旺盛的时候把营养物质都吸收进入人体。否则，就会造成浪费。

小肠是饮食消化和吸收的主要场所。《素问·灵兰秘典论》说："小肠者，受盛之官，化物出焉。"这告诉人们小肠的生理功能——受盛化物和泌别清浊。"受"有接受之意，而"盛"在古代是指用来祭祀的谷物。小肠的生理功能是受盛化物，意指小肠是接受肠胃交付磨碎之谷物的器皿，具有消化和吸收的作用。小肠接受的是经过胃初步消化的食物，将食物进一步消化成为人体可以吸收和利用的精华物质，提供给人体使用，最后再将剩下的糟粕物质向下传递给大肠，由大肠排出体外。可以说，人体所吸收的养分，一半以上都在小肠内完成，可见，小肠对于维持人体健康具有十分重要的意义。

未时梳理小肠经

小肠经最常见的症状是肩臂疼痛，其他的小肠经证候还有重听、眼黄、眼涩等与体液有关的不适，有时还可能出现尿频、腹胀。要梳理小肠经，刺激小肠经上的穴位是很有效的方法。

小肠经从小指外侧少泽穴开始上行，沿着手臂外侧后缘，至肩关节以后向脊柱方向行走，然后向前沿颈部上行，至颧骨，再到耳前听宫穴而终。这仅是体表穴位的循行线路，在体内如何和心相表里，要看内经经脉循行原文，这样才能明白脏腑之间的联系。看了经筋部分，才明白为什么手上的一个穴位就可以解决颈肩部的酸痛。梳理小肠经最好在未时小肠经最旺时进行。

>> 按揉小肠经穴位巧治小病

后溪穴
缓解肩颈痛

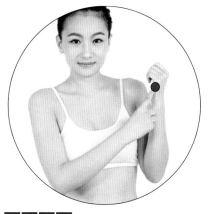

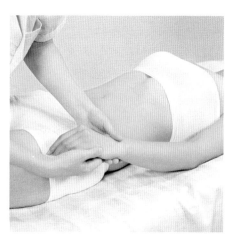

穴位定位

位于手掌尺侧，当小指本节（第五掌骨关节）后的远侧掌横纹头赤白肉际处。

操作方法

用拇指指腹掐按后溪穴2~3分钟。每天坚持，有效缓解肩颈痛。

养老穴
舒筋活络

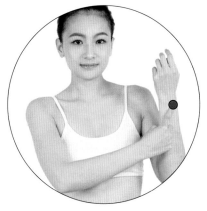

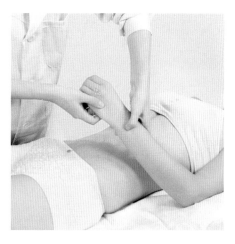

穴位定位

位于前臂背面尺侧，当尺骨小头近端桡侧凹陷中。

操作方法

用拇指指尖掐按养老穴2~3分钟。每天坚持，能够治疗急性疼痛、手痛、落枕、肩颈痛。

申时：适时饮水，多做运动，护好膀胱经

申时要多喝水，不要憋尿

15点到17点是膀胱经当令的时段，膀胱经起于睛明穴，从头部的通天穴沿着脊椎两侧，一直延伸到脚部的小趾。它是一条很重要的经脉，《黄帝内经》上说"膀胱，州都之官，津液藏焉，气化则能出矣"。州都为水液聚集之处，膀胱具贮尿功能，故有此称号。

人们除了在一天中的其他时段饮水之外，申时更要多喝水，因为此时是膀胱经最活跃的时段，水有利尿功能，可以使输尿管、膀胱流畅，防止结石发生和细菌感染。有膀胱经炎症的病人常常会因排尿不畅而控制饮水，其实这是不明智的做法。此类病人要比平常喝更多水，使尿量增多，增加流通、冲洗的作用。

膀胱是一个储藏尿液的容器，除非经常憋尿，否则本身不致病。膀胱与肾互相表里，主一身水气之通调，水分不足或过剩都会致病，包括小孩子尿床，大人尿频、尿急，甚至发炎、癌症等。又因"肾主骨，肝主筋，肾水滋养肝木"，水少则木枯，水少则筋病。所以，《素问·脉要精微论》指出："水泉不止者，是膀胱不藏也。"也就是说，小便失禁是膀胱不能储藏津液的表现。如果膀胱排尿功能失调，就会出现小便不利、淋漓不尽，甚至小便癃闭不通等问题。因此，膀胱也是养生不可忽视的一个重要器官。

申时多运动，膀胱经才能保持青春活力

每天下午4点的时候，是人体新陈代谢率最高的时候，肺部呼吸运动最活跃，人体运动能力也达到最高峰，此时锻炼身体不易受伤，而且此时阳光充足、温度适宜、风力较小，可谓锻炼的最佳时间段。这时运动要有成效，必须全身出汗，才能达到锻炼的目的，所谓"动汗为贵"说的正是这个道理。

但是在运动前一定要带着干净的皮肤去运动，运动时不要化妆，运动是为了健身，而不是去选美。如果化了妆，不仅看起来与运动环境不相宜，而且流汗后会变成大花脸。更重要的是，化妆品经过汗液的刺激或阳光的照射，会刺激肌肤引起不良反应。如果运动持续时间过久，那面部污垢则更容易损伤皮肤。

>> 按揉膀胱经穴位巧治小病

天柱穴
解乏又明目

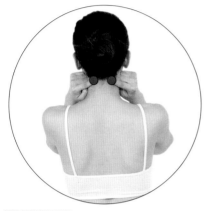

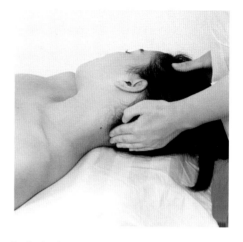

操作方法

　　用食指、中指和无名指的指腹揉按天柱穴 100 ～ 200 次。每天坚持，能够治疗后头痛、身体疲劳、肩痛，缓解眼睛疲劳。

穴 位 定 位

　　位于项部，大筋（斜方肌）外缘之后发际凹陷处，约当后发际正中旁开 1.3 寸。

委中穴
舒筋活络、利尿

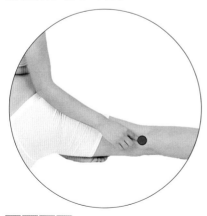

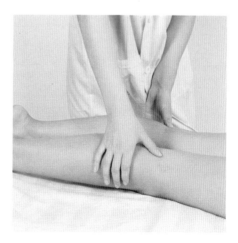

穴 位 定 位

　　位于腘横纹中点，在股二头肌的肌腱与半腱肌肌腱的中间。

操作方法

　　用拇指指腹按揉委中穴 100 ～ 200 次。每天坚持，能够治疗腰腹痛、头痛、小便不利等疾病。

酉时：时常按摩肾经，幸福一生

酉时肾经当令，保住肾精至关重要

酉时，是 17 点至 19 点这段时间，该时段肾经当令。《素问·灵兰秘典论》说："肾者，作强之官，伎巧出焉。""作强"是大力士的意思，"伎巧"就是精巧灵敏。其意是说肾脏能藏精，精能生骨髓而滋养骨骼，所以，肾脏能像大理石一样具有保持人体精力充沛、强壮矫健的功能。

减少精气的耗损

精气的消耗通常有上、下两个渠道，道家称为上漏和下漏，根据"精可化气、气可化神"的理论，劳损过度，加上"发愤忘食、乐而忘忧"的工作习惯，久之会损伤肾经。下漏是指失精而言。"醉以入房，以欲竭其精"，指的就是下漏。减少精气的耗损是养生的第一法则。

利用好肾经，激发身体的无限潜能

肾经的具体循行路线是由足小趾开始，经足心、内踝、下肢内侧后面、腹部，止于胸部。

肾经出现问题的时候，人体一般会表现为如下症状：口干、舌热、咽喉肿痛、心烦、易受惊吓；另外，还有心胸痛、腰脊、下肢无力或肌肉萎缩麻木、脚底热或痛等症状。

针对这些问题，可以沿着肾经的循行路线进行刺激，因为肾经联系着很多脏腑器官，通过刺激肾经就可以疏通很多经络的不平之气，还能调节安抚相联络的内脏器官。另外，肾经是在酉时当令，如果需要服中药的话，这个时候服用效果比较好。如果家里有人经常在这个时候有低热，很可能就是肾气大伤引起的，一定要多加注意。这种情况多发生在青春期的男孩子和新婚夫妇身上。青春期的男孩情窦初开，手淫的次数可能会比较多，新婚夫妇性生活往往不加节制，这两者都会过多地损耗肾经，伤了元气。

>> 按揉肾经穴位巧治小病

太溪穴
增强肾功能

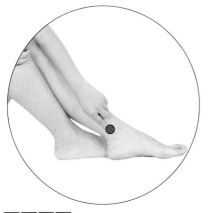

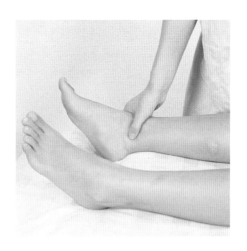

穴位定位

　　位于足内侧，内踝后方，当内踝尖与跟腱之间的凹陷处。

操作方法

　　用拇指指腹用力按揉太溪穴100次，注意力量要柔和，以感觉酸胀为佳。每天坚持，效果良好。

涌泉穴
散热、清头目

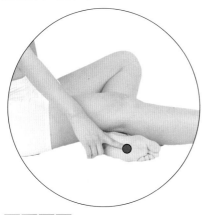

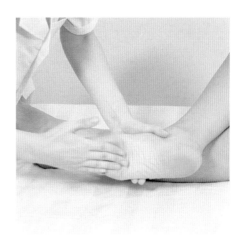

穴位定位

　　位于足底部，当蜷足时足前部凹陷处。

操作方法

　　用手的中间三指指腹用力按揉涌泉穴100 ~ 200次。每天坚持，对治疗口腔溃疡、高血压等都有良好的疗效。

戌时：晚餐不油腻，饭后常散步，轻松护心强身

戌时心包经当令，须养神

戌时是晚上 19 点到 21 点，这个时候是心包经当令。心脏外有一层膜保护心脏，而此膜即称为心包。心包可保护心脏，使心脏保持正常运转的功能。《黄帝内经》上说："诸邪之在于心者，皆在心之包络，包络者，心之主脉也。"意思是说，欲治心病要由心包入手才是正途。

戌时要静心养神

每天的戌时，也就是 19 点至 21 点，是心包经最旺的时候，可以清除心脏周围外邪，使心脏保持良好的状态。这个时辰头脑比较清醒，记忆力也很好，更主要的是这个时间是"喜乐出焉"的时间，我们可以在下班之后，与朋友或家人一起聊聊天，以舒畅自己的心情。戌时还要给自己创造安然入睡的条件，不要进行剧烈运动，以散步为宜。

学习、轻微的体力活动或运动

戌时心包经值班。心包经值班的时候人体的心气比较顺。此时是我们一天当中的第三个黄金时间段，这个时间你可以学习，也可以散步锻炼身体。当心包经值班时间快结束时（晚上 21 点），活动应结束，回来再喝一杯水可以让你保持血管通畅。

解郁减压好选择，戌时敲打心包经

心包与心是有一定关联的，其实中医所说的心包就是心外面的一层薄膜，当外邪侵入时，心包就要挡在心的前面起保护作用。所以，很多心脏的毛病都可以归纳为心包的病。如果没有原因的感觉心慌或者心似乎要跳出胸膛，这可能是心包受邪引起的，不是心脏的病。

心包经是从心脏的外围开始的，到达腋下 3 寸处，然后沿着手臂阴面中间的一条线，止于中指。经常敲打心包经对于解郁、解压的效果非常好。拨动心包经时，先找到自己腋下的一根大筋，然后用手指掐住拨动，这时你会感觉小指和无名指发麻。每天晚上拨数十遍，就可以排遣郁闷，排去心包积液，对身体是非常有好处的。

>> 按揉心包经穴位巧治小病

中冲穴
改善失眠好帮手

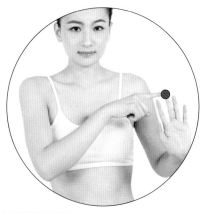

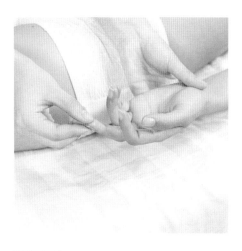

操作方法

用拇指指腹掐按中冲穴 10 ~ 15 次。每天坚持，可明显改善失眠。

穴位定位

位于手中指末节尖端中央。

劳宫穴
缓解心绞痛

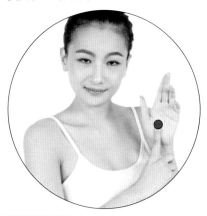

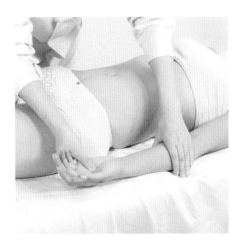

操作方法

用拇指指腹揉按劳宫穴 100 ~ 200 次。每天坚持，能够缓解心绞痛。

穴位定位

位于第二、第三掌骨之间偏于第三掌骨，握拳屈指时中指尖处。

亥时：心境平和，及时入睡，护养三焦经

亥时当令养三焦

亥时是十二时辰中的最后一个时辰，即21点到23点的时间段，此时是三焦经最旺的时候。三焦，为六腑之一，是上、中、下三焦的合称。《黄帝内经》首先提出三焦的合称，作为六腑之一叙述了三焦的部位和功能。

要保持心情平静

从亥时之初（21点）开始到寅时之初（3点），是人体细胞休养生息、推陈出新的时间。此时人随着地球旋转到背向太阳的一面，进入一天之中的"冬季"。冬季是万物闭藏之时，人到此时也要闭藏，就是为了第二天的生长。那么，此时我们要做的就是收起兴奋，保持心境平静。睡前要做到不生气、不狂喜、不大悲。

睡前要少喝水

亥时气血流至三焦经，而三焦经掌管人体诸气，是人体血气运行的主要通道，上肢及排水的肾脏均属三焦经掌管范畴。此时阴气极盛，要保持五脏安静，以利于睡眠，睡前要少喝水，容易水肿的人尤其不宜多喝水。

亥时三焦通百脉

十二经脉循行了十二个时辰，三焦经则为最后一站，这时是21点至23点的亥时，过了此刻又是新一天的开始。可以说，三焦经是六气运转的终点，三焦经通畅即水火交融、阴阳调和、身体健康。

三焦经是手少阳三焦经的简称，主要分布在上肢外侧中间、肩部和侧头部。循行路线是从无名指末端开始，沿上肢外侧中线上行至肩，在第7颈椎处交会，向前进入缺盆穴，络于心包，通过膈肌。其支脉从胸上行，出于缺盆穴，上走颈外侧，从耳下绕到耳后，经耳上角，然后屈耳向下到面颊，直到眼眶下部。另一支脉，从耳后入耳中，出走耳前，与前脉交叉于面部，到达眼外角。

>> 按揉三焦经穴位巧治小病

阳池穴
改善手脚冰冷

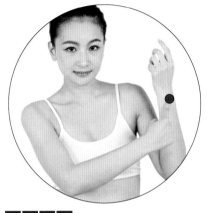

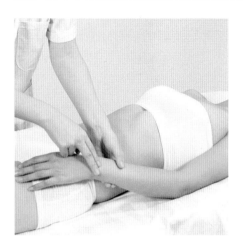

操作方法

　　用食指和中指的指腹按揉阳池穴 2 分钟。每天坚持，可缓解手脚冰冷。

穴位定位

　　位于腕背横纹中，当指总伸肌腱的尺侧缘凹陷处。

关冲穴
治头痛

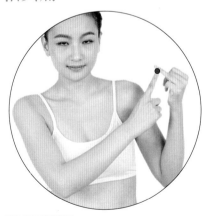

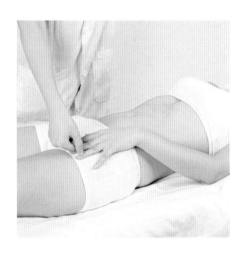

操作方法

　　用拇指指尖掐按关冲穴 50 次。每天坚持，可改善头痛、目赤。

穴位定位

　　位于手指，第四指末节尺侧，距指甲角 0.1 寸（指寸）。

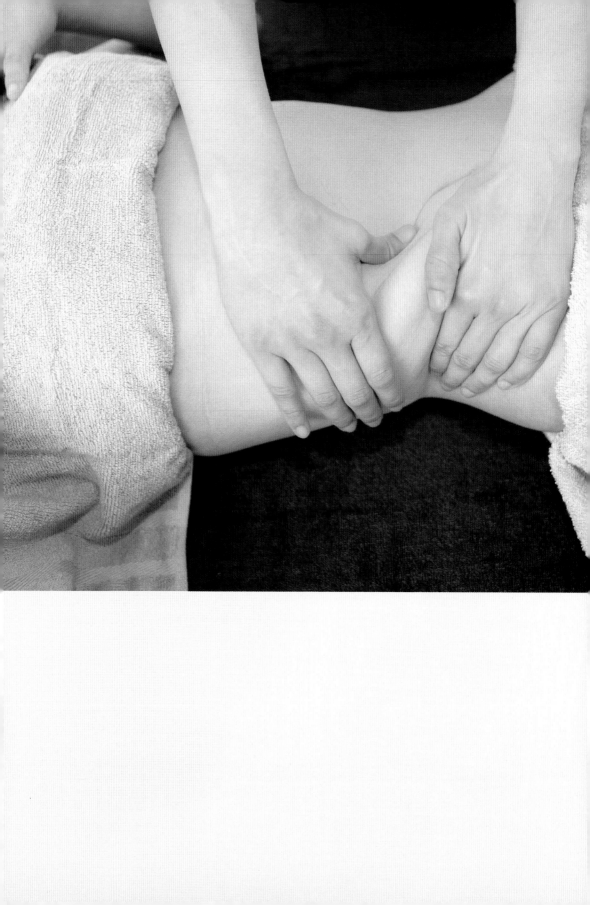

第**5**章

巧用经络穴位得长寿

经络，是指经脉和络脉。经脉分布在人体深层，络脉分布在人体表层。经络是运行气血，连接脏腑、皮肉、肢节，沟通人体上下内外的通道，是生命机体的网络系统，《黄帝内经》认为，人体经络的每一个穴位都存有灵丹妙药，经络养生就是运用经络的生理功能进行养生保健。

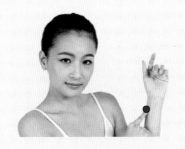

手太阴肺经

人人都知道肺是用来呼吸的，但人们未必知道，肺和肺的经络，除了吸入氧气和排出二氧化碳之外，还与人体营养精华的运输调配、废物糟粕的排泄清除及鼻、咽、皮肤、大肠有着密切的关系。

经脉循行

经脉体表循行于上胸外侧，行于上肢内面桡侧，到达拇指桡侧末端。一侧11穴，左右共计22穴。

该经起于中焦（胃），向下联络大肠，再上行穿过横膈膜，入属于肺脏，从肺系（指肺与喉咙相联系的脉络）横出腋下，沿上臂内侧行于手少阴和手厥阴之前，下行到肘窝中，沿着前臂掌面桡侧入寸口（桡动脉搏动处），过鱼际穴，沿鱼际穴的边缘，出拇指的桡侧端。

腕后支脉：从列缺穴处分出，一直走向食指桡端，与手阳明大肠经相接。

主治病症

肺主皮毛，因此凡皮肤、毛发疾患，皆可通过刺激本经进行治疗。可分为以下三类：

①呼吸系统疾病，如急、慢性支气管炎，咳嗽，胸痛，气喘，咯血等。

②五官疾病，如咽炎、鼻渊、鼻出血等。

③经脉所经过部位的疾病，如掌心热、上肢前外侧缘疼痛等。

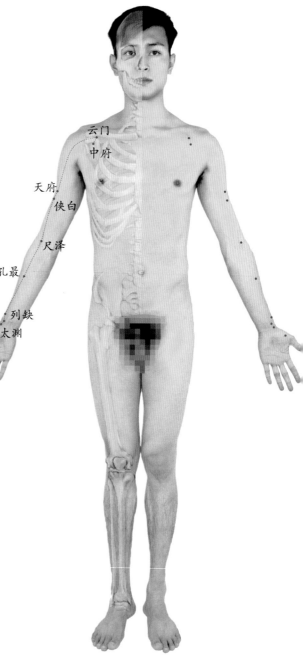

云门
中府
天府
侠白
尺泽
孔最
经渠　列缺
鱼际　太渊
少商

>> 手太阴肺经常用保健穴

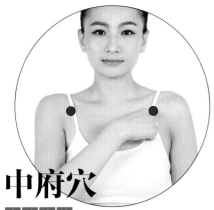

中府穴
穴位定位

　　位于胸前壁的外上方，云门下1寸，平第一肋间隙，距前正中线6寸。

功效主治：宣肺理气、平喘止咳。可防治胸闷、气喘等。

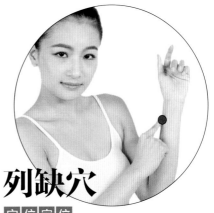

列缺穴
穴位定位

　　位于前臂桡侧缘，桡骨茎突的上方，腕横纹上1.5寸，当肱桡肌与拇长展肌腱之间。

功效主治：疏风散寒、通络止痛。可防治喉咙肿痛、咳嗽气喘等。

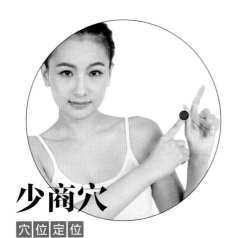

少商穴
穴位定位

　　位于手拇指末节桡侧，距指甲角0.1寸（指寸）。

功效主治：清热、利咽，是急救穴之一。可防治发热、昏迷、休克、喉咙肿痛、癫狂等。

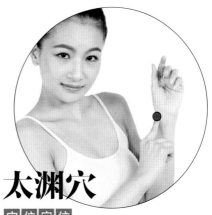

太渊穴
穴位定位

　　位于腕掌侧横纹桡侧，桡动脉搏动处。

功效主治：清肺利咽、通畅经络。可防治咳嗽、咳痰、哮喘、胸闷、咯血等。

手阳明大肠经

现代社会吃的问题解决了，但是拉的问题却越来越难解决。俗话说：人要无病，肠要干净。大肠负责排泄人体的大部分废物，以确保身体的内环境干净，以使经络在体内的正常运转。

经脉循行

经脉体表循行起于食指桡侧末端，行于上肢外面桡侧，经肩前、颈部、下齿到达鼻旁。从手走向头计20穴，左右共计40穴。

该经起于食指桡侧端（商阳穴），沿食指桡侧，通过第1/2掌骨之间，向上进入拇长伸肌腱之间的凹陷处，沿前臂背面桡侧缘，至肘部外侧，再沿上臂外侧上行至肩端（肩髃穴），沿肩峰前缘，向上会于督脉大椎穴，然后进入缺盆穴，联络肺脏，通过横膈，属于大肠。

主治病症

大肠经为传导之官，主排泄大便，刺激本经，能够改善肌肤，并且可治疗皮肤粗糙。可分为以下两类：

①上呼吸道感染，如感冒发热、咳嗽、头痛等。

②头面五官疾病，如面部痉挛、面瘫、三叉神经痛、甲状腺肿大、颈部淋巴结肿大、耳鸣、耳聋、鼻窦炎等。

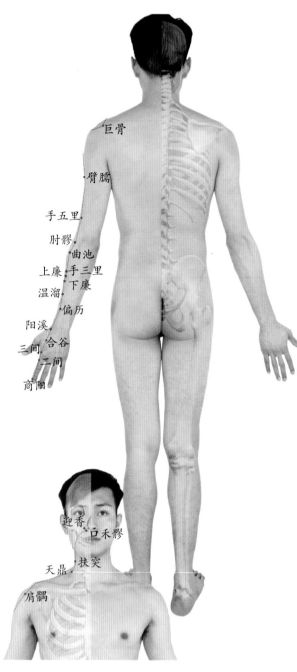

>> 手阳明大肠经常用保健穴

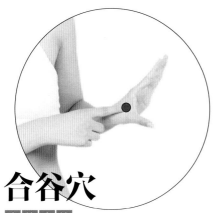

合谷穴

`穴 位 定 位`

位于手背，第一、第二掌骨间，当第二掌骨桡侧的中点处。

功效主治：醒脑开窍、疏风散热、镇痛通络。可防治头痛、面瘫、牙痛、便秘等。

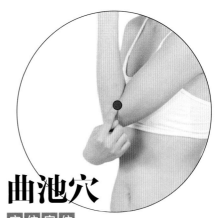

曲池穴

`穴 位 定 位`

位于肘横纹外侧端，屈肘，当尺泽与肱骨外上髁连线中点。

功效主治：清热利湿、祛风解表、调和营卫。可防治上肢不遂、高血压、咽喉肿痛等。

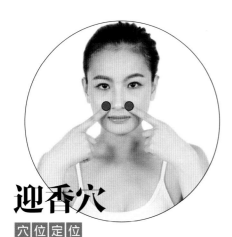

迎香穴

`穴 位 定 位`

位于鼻翼外缘中点旁，当鼻唇沟中间。

功效主治：清热散风、宣通鼻窍。可防治鼻塞流涕、慢性鼻炎等。

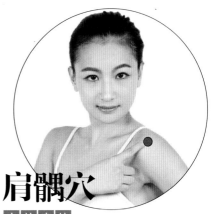

肩髃穴

`穴 位 定 位`

位于肩部，三角肌上，臂外展，或向前平伸时，当肩峰前下方凹陷处。

功效主治：通经活络、消肿止痛。可防治肩臂痹痛、上肢不遂、肩周炎等。

足阳明胃经

胃主要是将食物受纳和腐熟消化，然后营养物质通过经络的"升清"作用，由脾的吸收化生成气血。"降浊"就是把食物中不为人体需要的浊物下降肠道。胃功能出现问题，则会影响生命动力来源。

经脉循行

经脉体表循行起于目下。经面一周，行于颈前及胸腹前，至下肢外侧前面，到达次趾外侧末端。从头到足，计45穴，左右共计90穴。

该经起于鼻翼两侧（迎香穴），上行到鼻根部，与旁侧足太阳经交会，向下沿着鼻的外侧（承泣穴）入上齿龈，回出环绕口唇，向下交会于下颌大迎穴处，沿着下颌角颊车穴，上行耳前，经过上关（足少阳经），沿发际至额（头维穴），与督脉穴会于神庭穴。

主治病症

刺激本经，能够很大程度上地促进乳腺发育，改善消瘦体质和皮肤萎黄状态。另外，由于本经还具有清泄炽盛胃火的功能，所以，由胃火上炎所引起的口臭、酒渣鼻、痤疮等也可以采取刺激本经来治疗。可分为以下三类：

①胃下垂、肠麻痹、胃肠功能紊乱等。

②头面五官疾病，如头痛、牙痛、面神经麻痹、腮腺炎等。

③经脉所经过部位的疾病，如胸痛、膝关节痛、下肢痿痹、偏瘫等。

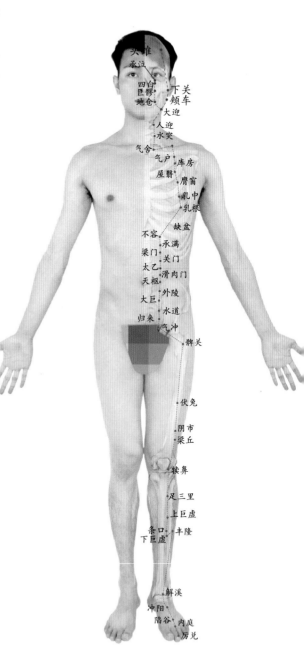

>> 足阳明胃经常用保健穴

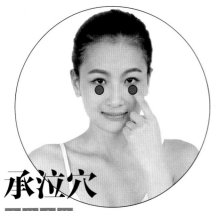

承泣穴

`穴位定位`

位于面部，瞳孔直下，当眼球与眶下缘之间。

功效主治：散风清热、明目止泪。可防治目赤肿痛、迎风流泪等。

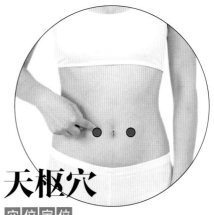

天枢穴

`穴位定位`

位于腹中部，距脐中 2 寸。

功效主治：调理胃肠、消炎止泻。可防治便秘、消化不良、腹泻、痢疾等。

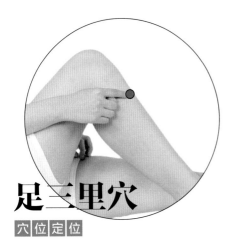

足三里穴

`穴位定位`

位于小腿前外侧，当犊鼻下 3 寸，距胫骨前缘一横指（中指）。

功效主治：健脾胃、助消化、益气增力。可防治消化不良、便秘、腹痛、下肢疼痛等。

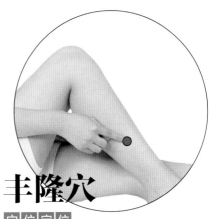

丰隆穴

`穴位定位`

位于小腿前外侧，当外踝尖上 8 寸，条口外，距胫骨前缘二横指（中指）。

功效主治：清胃化痰、镇惊安神。可防治头痛、癫痫、精神病、胃炎、肠炎等。

足太阴脾经

脾为后天气血生化之源，具有益气统血，营养五脏六腑、四肢百骸的作用。生活中有些人很能吃，但就是长不胖；有些人动则气短，疲劳乏力倦怠，不易恢复。主要原因是脾的运化和吸收功能出问题。

经脉循行

经脉体表循行足趾内侧末端，行于小腿内面前侧经小腿中央，大腿内面前侧到达腹、胸前外侧。从足走向胸，计21穴，左右共42穴。

该经起于足大趾末端（隐白穴），沿着大趾内侧赤白肉际，过大趾本节后半圆骨，上行至内踝前，再上腿肚，沿胫骨后出足厥阴经之前，经膝、股部内侧前缘入腹，属脾，络胃，过横膈上行，挟食管两旁，连系舌根，分散于舌下。

胃部支脉：向上通过横膈，流注于心中，与手少阴心经相接。

主治病症

刺激本经，不仅能够有效预防和治疗消瘦体质，还可以减肥消肿。此外，由于消化不良导致的面色枯黄、皮肤粗糙等病症，也可以采取刺激本经来治疗。可分为以下两类：

①消化系统疾病，如消化不良、腹泻、便秘、肠麻痹、胃肠功能紊乱等。

②泌尿生殖系统的疾病，如月经不调、闭经、痛经、难产、盆腔炎、前列腺炎等。

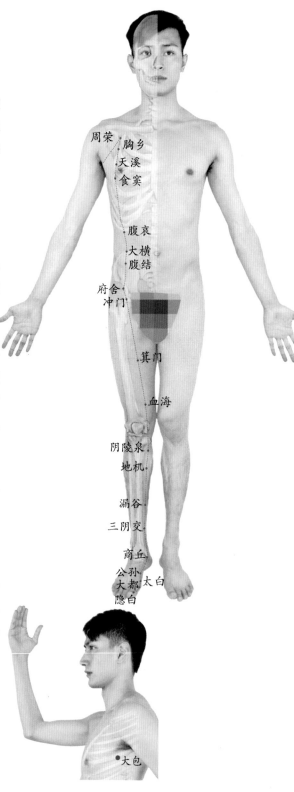

>> 足太阴脾经常用保健穴

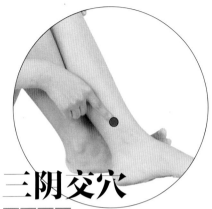

三阴交穴

穴位定位

位于小腿内侧，当足内踝尖上3寸，胫骨内侧缘后方。

功效主治：健脾胃、益肝肾、调经带。可防治月经不调、痛经、腹痛、泄泻、水肿、疝气等。

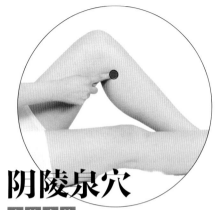

阴陵泉穴

穴位定位

位于小腿内侧，胫骨内侧髁后下方凹陷处。

功效主治：清利湿热、健脾理气、益肾调经。可防治各种脾胃病、鼾症、小便不利、痛经、水肿等。

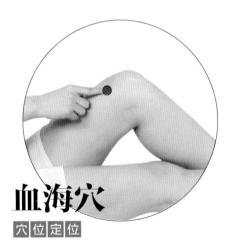

血海穴

穴位定位

屈膝，位于大腿内侧，髌底内侧端上2寸，股四头肌内侧头的隆起处。

功效主治：调经统血、健脾化湿。可防治崩漏、痛经、湿疹、膝痛、月经不调等。

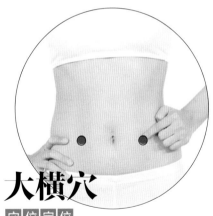

大横穴

穴位定位

位于腹中部，距脐中4寸。

功效主治：调理肠胃、温中散寒。可防治腹痛、脾胃虚寒、便秘、泄泻等。

手少阴心经

《黄帝内经》讲："心为君主之官。"可见心脏及其经络是人体代谢运行中的"核心总部"。中医还将头脑的精神意识活动归入"心"的范畴，事实上，人体对外界一切反应变化也会立即影响到心的跳动和神志的变化。

经脉循行

经脉体表循行从腋下，行于上肢内面尺侧，到达小指桡侧末端。从胸走向手，计9穴，左右共计18穴。该经起于心中，出属于"心系"（心与其他脏器相联系的部位），过横膈，下络小肠。

"心系"向上之脉：挟着食道上行，系于目（指眼球与脑相联系的脉络）。

"心系"直行之脉：上行于肺部，横出于腋窝（极泉穴），沿上臂内侧后缘，肱二头肌内侧沟，至肘窝内侧，沿前臂内侧后缘、尺侧腕屈肌腱之侧，到掌后腕骨部，入掌，经小指桡侧至末端（少冲穴），与手太阳小肠经相接。

主治病症

因心属火，故而毒疮多属于心，刺激本经有可泻火解毒，治疗痤疮、酒渣鼻、扁平疣等面部病症。分为以下两类：

①心血管系统疾病，如心动过速、心动过缓、心绞痛等。

②神经精神疾病，如神经衰弱、癔症、精神分裂症、癫痫等。

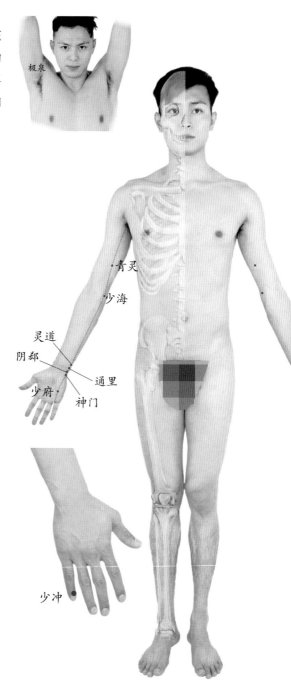

极泉

青灵

少海

灵道

阴郄

通里

少府

神门

少冲

>> 手少阴心经常用保健穴

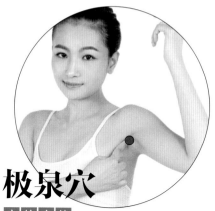

极泉穴

`穴位定位`

　　上臂外展，位于腋窝正中，腋动脉搏动处。

功效主治：通络强心、清泻心火，可防治心痛、咽干、烦渴、胁肋疼痛、肩臂疼痛等。

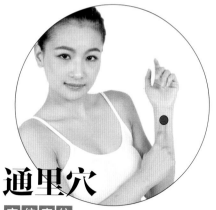

通里穴

`穴位定位`

　　位于前臂掌侧，尺侧腕屈肌腱的桡侧缘，腕横纹上 1 寸。

功效主治：安神宁心、通窍活络，可防治心痛、心悸怔忡、咽喉肿痛、舌强不语、失眠等。

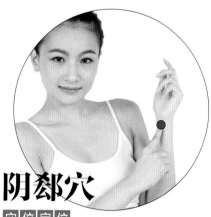

阴郄穴

`穴位定位`

　　位于前臂掌侧，尺侧腕屈肌腱的桡侧缘，腕横纹上 0.5 寸。

功效主治：清心安神，可防治惊悸、心痛等。

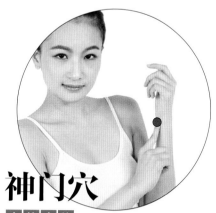

神门穴

`穴位定位`

　　位于腕部，腕掌侧横纹尺侧端，尺侧腕屈肌腱的桡侧凹陷处。

功效主治：养心安神，可防治心痛、心烦、健忘、失眠、惊悸怔忡、癫狂等。

手太阳小肠经

小肠上连胃，下接大肠，食物的消化吸收及传输，主要是在小肠内进行。小肠是"受盛之官"，作用是接受胃已消化的食物，并精选吸收食物的精华，以输送到全身。

经脉循行

经脉体表循行起于手小指尺侧末端，行于上肢外面尺侧，经肩胛、颈、目下到达耳前。从手走向头，计19穴，左右共计38穴。

该经起于手小指外侧端（少泽穴），沿着手背外侧至腕部，出于尺骨茎突，直上沿着前臂外侧后缘，经尺骨鹰嘴与肱骨内上髁之间，沿上臂外侧后缘，出于肩关节，绕行肩胛部，交会于肩上（大椎穴），向下进入缺盆穴，联络心脏，沿着食管，通过横隔，到达胃部，属于小肠。

缺盆部支脉：沿颈部，上达面颊，至外眦，转入耳中（听宫穴）。

颊部支脉：上行至眶下（颧髎穴），抵于鼻旁，至内眦（睛明穴），与足太阳膀胱经相接。

主治病症

小肠有润肤的功能。刺激本经，可治疗外眼角及外眼角下部的鱼尾纹、皮肤粗糙、痤疮、肤色枯暗无泽等。可分为：

①头面五官疾病，如耳聋、中耳炎等。

②经脉所过部位的疾病，如肩背疼痛、肘背疼痛等。

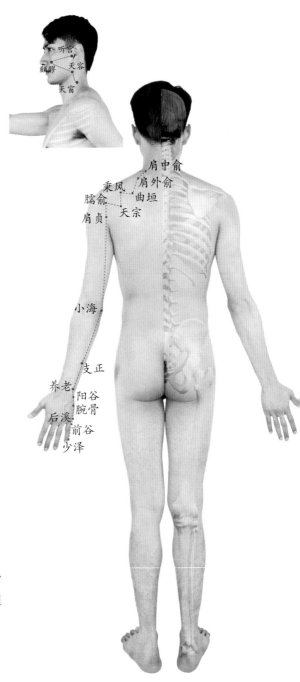

>> 手太阳小肠经常用保健穴

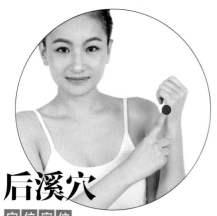

后溪穴

穴位定位

位于手掌尺侧，微握拳，小指本节（第五掌骨关节）后的远侧掌横纹头赤白肉际处。

功效主治：宁心安神、疏经活络。可防治急性腰扭伤、落枕等。

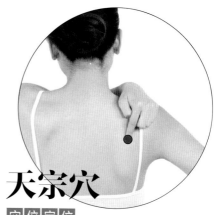

天宗穴

穴位定位

位于肩胛部，肩胛冈中点与肩胛骨下角连线上 1/3 与下 2/3 交点凹陷处。

功效主治：理气消肿、舒筋活络。可防治肩周炎、乳腺炎、乳腺增生、胸痛、气喘及支气管炎等。

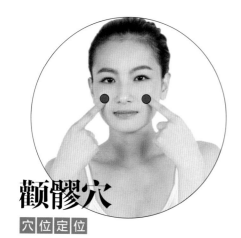

颧髎穴

穴位定位

位于面部，当目外眦直下，颧骨下缘凹陷处。

功效主治：祛风镇痉、清热消肿。可防治面肌痉挛、口㖞、面肿等。

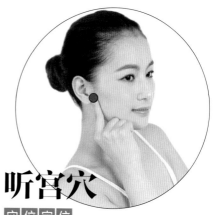

听宫穴

穴位定位

位于面部，耳屏前，下颌骨髁状突的后方，张口时呈凹陷处。

功效主治：聪耳开窍、祛风止痛。可防治耳聋、耳鸣、牙痛、头痛等。

足太阳膀胱经

很多人以为膀胱只管排尿，实际上膀胱与肾一起主管人的一切骨关节问题，水湿不能通过肾的气化和膀胱排泄，停留在骨关节之间，日久湿毒就容易形成所谓的风湿关节痛。

经脉循行

足太阳膀胱经循行起于目内眦的睛明穴，行于头项，后项背部，在背部分为2支下行，第一行行于距督脉1.5寸，第二行行于距督脉3寸，至下肢，行于下肢后侧正中线，经外踝后至足外侧，最后止于足小趾外侧甲角旁的至阴穴。一侧计67穴，左右共计134穴。

主治病症

刺激本经可调理脏腑功能活动，滋补先天缺陷，改善体质，调理后天不足，纠正失常。另外，可治疗以下病症：

①呼吸系统疾病，如感冒、肺炎、支气管炎、肺结核等。

②心血管系统疾病，如心动过速、心动过缓、心绞痛等。

③消化系统疾病，如肠炎、痢疾、胃炎、消化不良、胃下垂、胆绞痛等。

④泌尿生殖系统疾病，如遗精、遗尿、阳痿、闭经、痛经、月经不调、难产等。

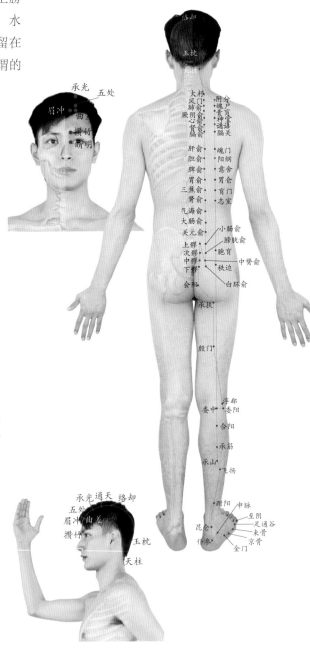

>> 足太阳膀胱经常用保健穴

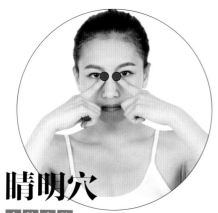

睛明穴

穴位定位

　　位于面部，当目内眦角稍上方凹陷处。

功效主治：明目、通络，可防治各类眼部疾患。

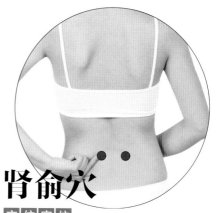

肾俞穴

穴位定位

　　位于腰部，第二腰椎棘突下，旁开1.5寸。

功效主治：益肾助阳，可防治小便不利、水肿、月经不调、阳痿、遗精、腰膝酸软等。

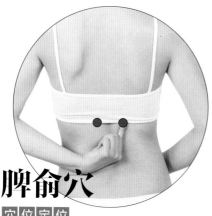

脾俞穴

穴位定位

　　位于背部，第十一胸椎棘突下，旁开1.5寸。

功效主治：健脾和胃，可防治腹胀、腹痛、呕吐、泄泻、胃寒证等。

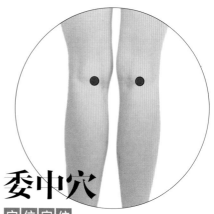

委中穴

穴位定位

　　位于腘横纹中点，股二头肌肌腱与半腱肌肌腱的中间。

功效主治：舒筋活络、凉血解毒，可防治头痛、恶风寒、小便不利、腰背痛、遗尿等。

足少阴肾经

肾的精力充足才能强壮身体，凡体弱多病，未老先衰，精力不济，身体不能强壮，都是肾的精力不足以推动全身气血正常运行的缘故。

经脉循行

经脉体表循行起于足小趾下，从足心行于下肢内面后侧到达腹胸内侧，从左走向胸，计27穴，左右共计54穴。

该经起于足小趾下，足少阴肾经循行部位起于足小趾下面，斜行于足心（涌泉穴）出行于舟骨粗隆之下，沿内踝后缘分出，进入足跟，向上沿小腿内侧后缘，至腘内侧，上股内侧后缘入脊内（长强穴），穿过脊柱，属肾，络膀胱。本经脉直行于腹腔内，从肾上行，穿过肝和膈肌，进入肺，沿喉咙，到舌根两旁。

本经脉一分支从肺中分出，络心，注于胸中，交于手厥阴心包经。

主治病症

刺激本经能够调节人体多种激素水平及内分泌功能，从而促进新陈代谢、预防衰老。另外，刺激本经还可以治疗以下病症：

①泌尿生殖系统疾病，如阳痿、遗精、尿潴留、睾丸炎、痛经、胎位不正、肾炎等。

②头面五官疾病，如耳聋、耳鸣、牙痛等。

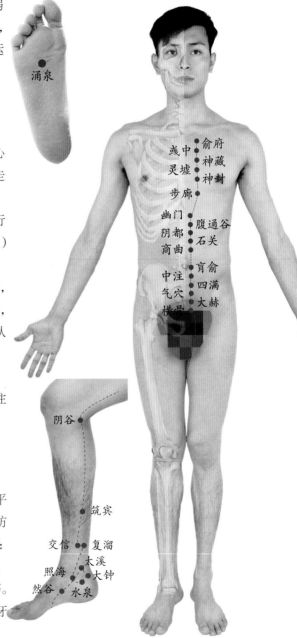

涌泉

俞府
彧中　神藏
灵墟　神封
步廊
幽门　腹通谷
阴都　石关
商曲
肓俞
中注　四满
气穴　大赫
横骨

阴谷

筑宾
交信　复溜
太溪
照海　大钟
然谷　水泉

>> 足少阴肾经常用保健穴

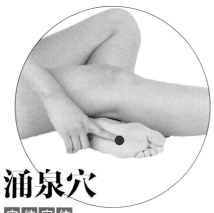

涌泉穴

穴位定位

位于足底部，蜷足时足前部凹陷处，约在足底第二、第三趾趾缝纹头端与足跟连线的前 1/3 与后 2/3 交点上。

功效主治：平肝息风、滋阴益肾，可防治头晕、小便不利、休克等。

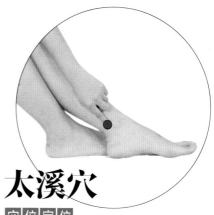

太溪穴

穴位定位

位于足内侧，内踝后方，内踝尖与跟腱之间的凹陷处。

功效主治：壮阳强腰、滋阴益肾，可防治腰痛、月经不调、阳痿、遗精、失眠、小便频数等。

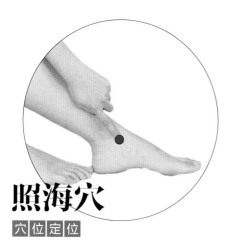

照海穴

穴位定位

位于足内侧，内踝尖下方凹陷处。

功效主治：滋阴清热、调经止痛，可防治目赤肿痛、赤白带下、痛经、月经不调等。

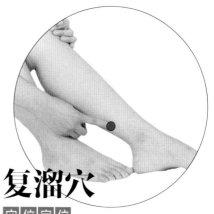

复溜穴

穴位定位

位于小腿内侧，太溪直上 2 寸，跟腱的前方。

功效主治：补肾益气、利水通淋，可防治水肿、腹胀、盗汗、腹泻、淋证等。

手厥阴心包经

心包，是心脏外面的包膜。中医认为，心包有保护心脏的作用，亦视之为心脏的一部分。心包像内臣，负责传达君主的一切情志变化，所以心包是最能反映出心脏一切早期变化的。

经脉循行

经脉体表循行从外侧经胸，行于上肢内侧当中，到达中指末端。从胸走向手，计9穴，左右共计18穴。

该经起于胸中，本经起于胸中，出属心包络，向下穿过膈肌，络于上、中、下三焦。其分支从胸中分出，出胁部当腋下3寸处天池穴，向上至腋窝下，沿上肢内侧中线入肘，过腕部，入掌中，沿中指桡侧至末端中冲穴。另一分支从掌中分出，沿无名指尺侧端行，经气于关冲穴与手少阳三焦经相接。

主治病症

刺激本经，可有效缓解心痛、胸闷、癫狂、腋肿、肘臂挛急、掌心发热、心悸、心烦等各种病症。另外，可分为以下三类：

①心血管系统疾病，如心动过快、心动过缓、心绞痛及神经官能症等。

②神经疾病，如精神分裂症、神经衰弱、癔症等。

③其他疾病，如胸闷、胃痛、呕吐、肘臂痛、掌心热等。

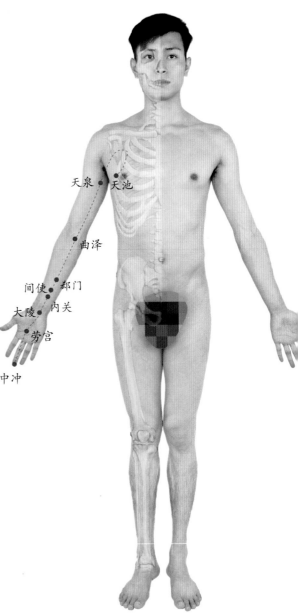

天泉　天池
曲泽
间使　郄门
大陵　内关
劳宫
中冲

>> 手厥阴心包经常用保健穴

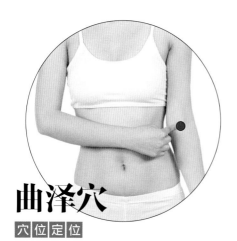

曲泽穴

穴位定位

　　位于肘横纹中，肱二头肌肌腱的尺侧缘。

功效主治：清暑泄热、和胃降逆，可防治心痛、胃痛、呕吐、烦躁、肘臂痛、上肢颤动、咳嗽等。

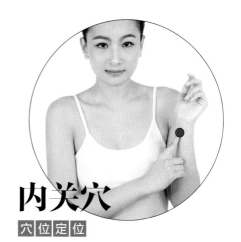

内关穴

穴位定位

　　位于前臂掌侧，当曲泽与大陵的连线上，腕横纹上2寸，掌长肌腱与桡侧腕屈肌腱之间。

功效主治：宁心安神、和胃理气，可防治心痛、胸痛、胃痛等。

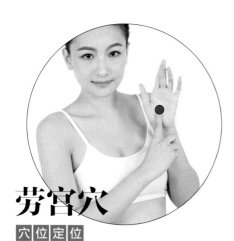

劳宫穴

穴位定位

　　位于手掌心，第二、第三掌骨之间偏于第三掌骨，握拳屈指时中指尖处。

功效主治：清心泻热、开窍醒神、消肿止痒，可防治脑卒中昏迷、中暑、心痛、口疮、口臭、鹅掌风等。

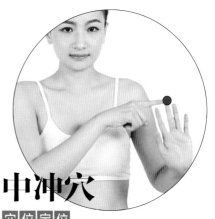

中冲穴

穴位定位

　　位于手中指末节尖端中央。

功效主治：清心泻热、醒厥开窍，可防治脑卒中昏迷、舌强不语、中暑、昏厥、舌下肿痛等。

手少阳三焦经

三焦有疏通水液，主持全身水道正常运转的功能。三焦相当于人体的膜系统，细胞膜是人体的渗透系统，掌握水分和可溶性物质的正常进出，起着调节内分泌的作用。

经脉循行

经脉体表循行起于手无名指尺侧末端，从手走向头，计23穴，左右共计46穴。

该经起于无名指尺侧端（关冲穴），向上沿无名指尺侧至手腕背面，上行尺骨、桡骨之间，通过肘尖，沿上臂外侧向上至肩部，向前行入缺盆穴，布于膻中穴，散络心包，穿过膈肌，属上、中、下三焦。

胸中支脉：从胸上出缺盆穴，上至项部，沿耳后直上，出于耳上到额角，再屈而下行滞面颊，到达目眶下。

耳部支脉：从耳后入耳中，出走耳前，与前脉交叉于面颊部，到达目外眦，与足少阴胆经相接。

主治病症

三焦是机体元气、津液运行的通道，与人体内分泌、脂肪代谢密切相关，可治疗以下病症。

①头面五官疾病：偏头痛、面神经麻痹、耳鸣、腮腺炎、咽炎、颈部淋巴结肿大等。

②经脉所经部位疾病：如颈项痛、肩背痛、肘臂痛、手背肿痛等。

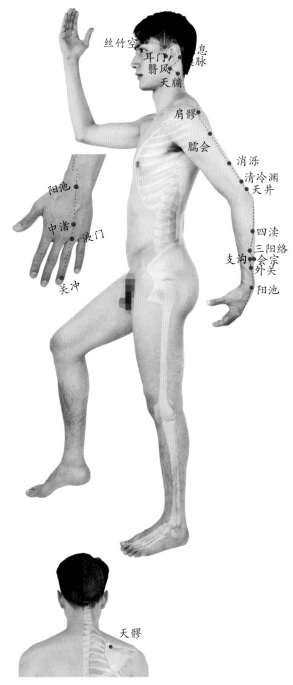

>> 手少阳三焦经常用保健穴

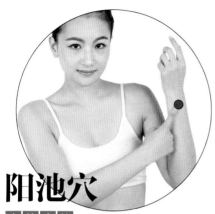

阳池穴

穴位定位

位于腕背横纹中，当指伸肌腱的尺侧缘凹陷处。

功效主治：生发阳气、通调三焦，可防治胃痛、肩臂痛、耳聋、咽喉炎、妊娠呕吐、糖尿病等。

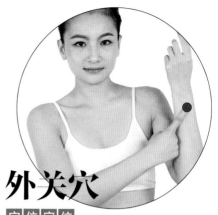

外关穴

穴位定位

位于前臂背侧，阳池穴与肘尖的连线上，腕背横纹上2寸，尺骨与桡骨之间。

功效主治：清热解表、通经活络，可防治热病、头痛、耳鸣、目赤肿痛等。

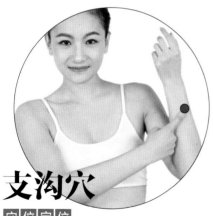

支沟穴

穴位定位

位于前臂背侧，阳池穴与肘尖的连线上，腕背横纹上3寸，尺骨与桡骨之间。

功效主治：清利三焦、通腑降逆，可防治耳鸣、肩背酸痛、胁肋痛等。

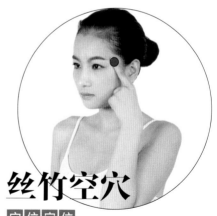

丝竹空穴

穴位定位

位于面部，眉梢凹陷处。

功效主治：明目镇惊，可防治头痛、目眩、目赤痛、眼睑跳动、齿痛、癫痫、面神经麻痹等。

足少阳胆经

　　胆是一个容不得身上有各种废物积滞堵塞经脉的器官，具有清理人体一切痰湿瘀毒、生理废物的功能。

经脉循行

　　经脉体表循行起于目外眦，从手走向足，计44穴，左右共计88穴。

　　该经起于目外眦（瞳子髎穴），上至头角（颔厌穴），下到耳后（完骨穴），再折向上行，经额部至眉上（阳白穴），又向后折至风池穴，沿颈下行至肩上，左右交会于大椎穴，前行入缺盆穴。其分支从目外眦分出，下行至大迎穴，分支经过下颌角部下行至颈部，入缺盆穴后，穿过膈肌，横向至环跳穴处。直行主干从缺盆穴下行至腋部，沿胸侧，过季肋，下行至环跳穴处与前脉会合，再向下沿大腿外侧、膝关节外缘，行于腓骨前面，浅出外踝之前，沿足背行出于足第四趾外侧端（足窍阴穴）。

主治病症

　　刺激本经，能够有效治疗腰痛、胸满、呃逆、遗尿、小便不利、疝气、小腹肿等多种疾患。

　　①头面五官疾病，如偏头痛、眼痛、颈项痛、牙痛、面神经麻痹、耳鸣等。

　　②肝胆疾病，如胆绞痛、慢性胆囊炎、急慢性肝炎等。

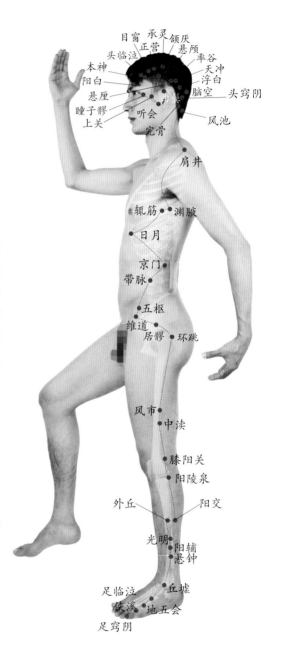

>> 足少阳胆经常用保健穴

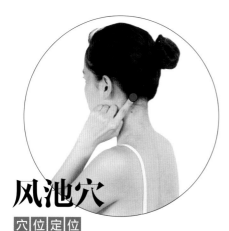

风池穴

穴位定位

位于项部，与风府穴相平，胸锁乳突肌与斜方肌上端之间的凹陷处。

功效主治：疏风清热、开窍镇痛，可防治头痛、眩晕、颈痛、落枕、目赤痛、耳聋、脑卒中等。

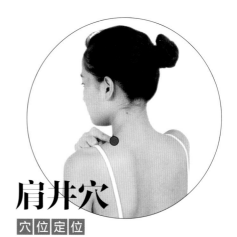

肩井穴

穴位定位

位于肩部，大椎穴与肩峰连线中点，肩部最高处。

功效主治：祛风清热、活络消肿，可防治肩部酸痛、肩周炎、头重脚轻、眼睛疲劳、高血压等。

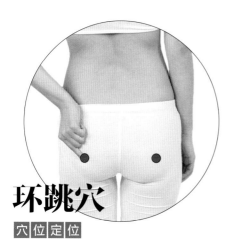

环跳穴

穴位定位

位于股外侧部，侧卧屈股，当股骨大转子最凸点与骶管裂孔连线的外1/3与中1/3交点处。

功效主治：利腰腿、通经络，可防治下肢麻痹、坐骨神经痛等。

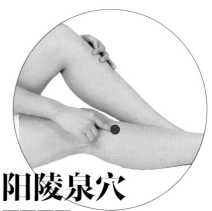

阳陵泉穴

穴位定位

位于小腿外侧，当腓骨头前下方凹陷处。

功效主治：清热化湿、行血祛瘀，可防治半身不遂、下肢痿痹、膝关节炎、高血压、呕吐、黄疸等。

足厥阴肝经

如果将肝的疏泄和藏血功能比作为体内水、血、气的"交通总调度"，那就知道肝是多么的重要。

经脉循行

经脉体表循行起于足拇指外侧端，行于小腿内侧经大腿内面中央至前阴部到达胁下。从足走向腹，计14穴，左右共计28穴。

该经起于足大趾上毫毛部（大敦穴），经内踝前向上至内踝上八寸处外处交出于足太阴经之后，上行沿股内侧，进入阴毛中，绕阴器，上达小腹，挟胃旁，属肝络胆，过膈，分布于胁肋，沿喉咙后面，向上入鼻咽部，连接于"目系"（眼球连系于脑的部位），上出于前额，与督脉穴会合于巅顶。

"目系"支脉：下行颊里穴、环绕唇内。

肝部支脉：从肝分出，过膈，向上流注于肺，与手太阴肺经相接。

主治病症

刺激本经，能够治疗颜面肌肉松弛、面色发青、雀斑、黄褐斑、痤疮、近视及乳房发育不良等问题，还可以改变晦暗无光的肤色，起到抗衰的美容功能。另外，主治病症还可以分为以下几类：

①泌尿生殖系统疾病，如痛经、睾丸炎、膀胱炎、前列腺炎、疝气等。

②肝胆疾病，如胆囊炎、急慢性肝炎、肝脾肿大等。

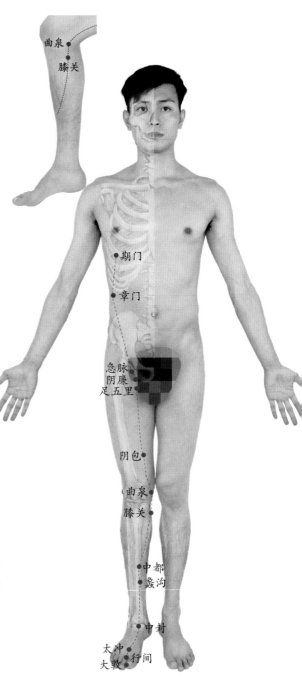

>> 足厥阴肝经常用保健穴

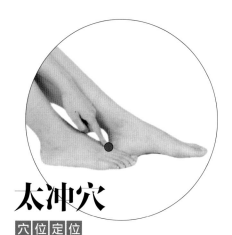

太冲穴

穴位定位

位于足背侧，第一、第二跖骨结合部之前凹陷处。

功效主治：疏肝养血、清利下焦，可防治头晕、眩晕、遗尿、月经不调等。

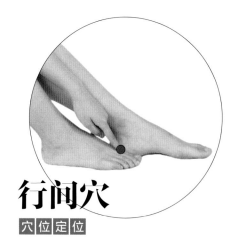

行间穴

穴位定位

位于足背侧，第一、第二趾间，趾蹼缘的后方赤白肉际处。

功效主治：清热泻火、调经止痛、凉血安神，可防治目赤肿痛、失眠、神经衰弱、月经不调等。

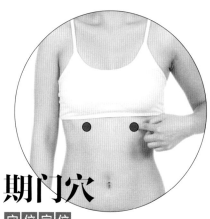

期门穴

穴位定位

位于胸部,乳头直下,第六肋间隙,前正中线旁开4寸。

功效主治：疏肝健脾、理气活血，可防治胸胁胀满疼痛、呕吐、腹胀、泄泻、饥不欲食、胸中热等。

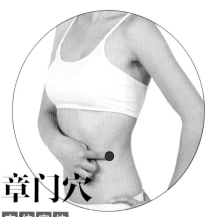

章门穴

穴位定位

位于侧腹部，第十一肋游离端的下方。

功效主治：健脾胃、疏肝理气、活血化瘀，可防治腹胀、胃脘痛、胁痛、呕吐等。

保养任脉，防止早衰

任脉有统任全身各阴经的作用，故有"阴脉之海"之称。任又有妊养之意，任主胞胎，为生养之源，与妊育胎儿和妇女月经有密切关系。

经脉循行

任脉共包括 24 个穴位。任脉起于小腹内胞宫，下出会阴毛部，经阴阜，沿腹部正中线向上经过关元等穴，到达咽喉部（天突穴），再上行到达下唇内，环绕口唇，交会于督脉之龈交穴，再分别通过鼻翼两旁，上至眼眶下（承泣穴），交于足阳明胃经。

主治病症

刺激本经，能够治疗月经不调、痛经、不孕不育、白带异常、小便不利、疝气、小腹皮肤瘙痒、阴部肿痛、早泄、遗精、遗尿、前列腺疾病，以及腹胀、腹痛、呕吐、呃逆、食欲不振、慢性咽炎、哮喘等病症。

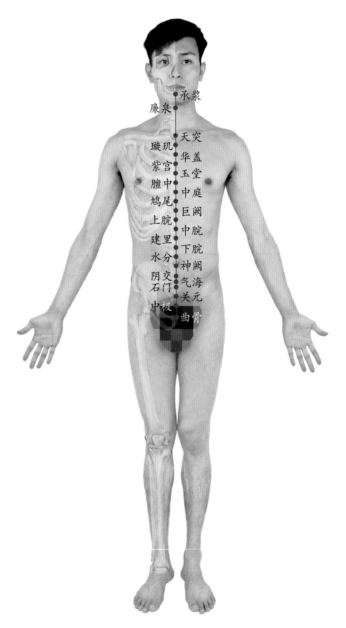

>> 任脉常用保健穴

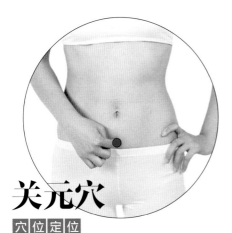

关元穴

穴位定位

　　位于下腹部，前正中线上，脐中下3寸。

功效主治：培元固本、降浊升清，可防治遗精、阳痿、遗尿、尿潴留、荨麻疹、痛经、失眠、痢疾、脱肛等。

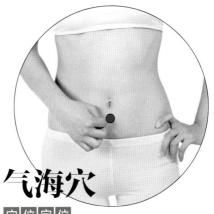

气海穴

穴位定位

　　位于下腹部，前正中线上，脐中下1.5寸。

功效主治：益气助阳、调经固经，可防治下腹疼痛、四肢无力、大便不通、遗尿、气喘、肠炎等。

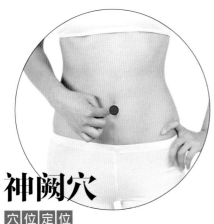

神阙穴

穴位定位

　　位于腹中部，脐中央。

功效主治：健运脾胃、温阳固脱，可防治腹痛、脐周痛、四肢冰冷、脱肛、便秘、小便不利等。

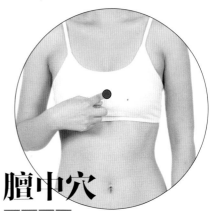

膻中穴

穴位定位

　　位于前正中线上，两乳头连线的中点。

功效主治：活血通络、清肺止喘，可防治胸痛、腹痛、呼吸困难、咳嗽、心悸、心绞痛、乳腺炎等。

养护督脉，强身健体

督脉有统督全身阳经的作用，故有"阳脉之海"之称，与脊髓、大脑有密切关系。督脉的两大调节治理功能，分别是与脑有关的精神意志活动方面和与肾有关的生殖器官方面。

经脉循行

督脉共包括 28 个穴位。督脉起于小腹内胞宫，下出会阴部，向后行于腰背正中至尾骶部的长强穴，沿脊柱上行，经项后部至风府穴，进入脑内，沿头部正中线，上行至巅顶百会穴，经前额下行鼻柱至鼻尖的素髎穴，过人中，至上齿正中的龈交穴。

主治病症

刺激本经，能够治疗颈背腰疼、颈部发硬、烦躁易怒、失眠多梦、畏寒肢冷、头晕、目眩、手足震颤、麻木、神经衰弱、健忘、痴呆、痔疮、脱肛、子宫脱垂及经脉所过部位疾病。督脉前后与任脉、冲脉相通，与足太阳膀胱经、足少阴肾经相合，联系心、肾、脑。该经脉若发生病变，主要表现为脊柱强直、角弓反张、头痛、项强、眩晕、癫痫、癃闭、遗溺、痔疾、妇女不孕等。督脉与诸多经脉交汇，联系诸多脏腑，循脊入脑，所以刺激本经能治疗精神神经系统疾病、头痛、鼻病、热病、颈背腰骶疼痛僵硬、内脏疾病、生殖系统疾病。

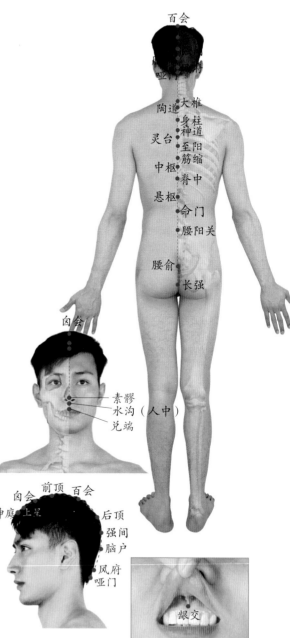

>> 督脉常用保健穴

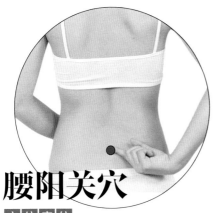

腰阳关穴

穴位定位

位于腰部，后正中线上，第四腰椎棘突下凹陷中。

功效主治：除湿降浊、强健腰膝，可以防治坐骨神经痛、腰腿痛、下肢痿痹等。

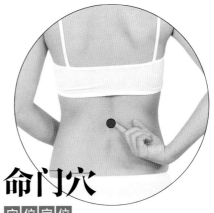

命门穴

穴位定位

位于腰部，后正中线上，第二腰椎棘突下凹陷中。

功效主治：补肾壮阳，可防治遗尿、尿频、赤白带下、胎屡坠、腰痛、脊强反折、手足逆冷等。

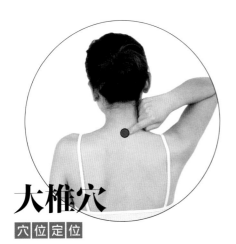

大椎穴

穴位定位

位于后正中线上，第七颈椎棘突下凹陷中。

功效主治：祛风散寒、截疟止痛，可防治风疹、热病、呃逆、项强、骨蒸潮热、五劳虚损等。

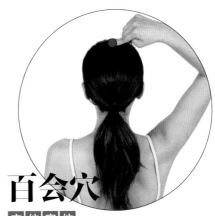

百会穴

穴位定位

位于头部，前发际正中直上5寸，或两耳尖连线的中点处。

功效主治：息风醒脑、升阳固脱，可防治头痛、鼻塞、眩晕、脱发、脑卒中失语等。

人体有大药，按摩穴位保健康

按摩的主要功效

按摩疗法在经络保健养生中是非常有效的一种疗法。它运用按摩的各种手法，从上往下或从内往外进行按摩，直接循经于经络，作用于皮肤、末梢神经、血管和肌肉等，促进血液循环和新陈代谢，对内脏起保健作用，同时还可以治疗一些慢性疾病，放松肌肉，消除疲劳，恢复人体功能。

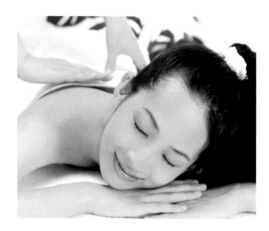

疏通经络，调和气血

作为运行气血的通路，经络内属于脏腑，外络于肢节，它将人体的各个部分有机地联系在一起。当经络不通时，机体便会发生疾病，通过按摩，可以使经络疏通，气血流通，进而消除疾病。《医宗金鉴》曰："按其经络，以通郁闭之气，摩其壅聚，散瘀结之肿，其患可愈。"如果因为腹部受寒，而出现胃痛、腹胀及不思饮食等症状，便可通过按摩胃俞、中脘、足三里等穴来温通经络、驱寒止痛。按摩还能够延缓心肌纤维退化，扩张冠状动脉，增加供血流量，促进血氧和营养物质的吸收，进而加强心脏功能，防治冠心病、脉管病、肌肉僵直、手足麻木、痉挛和疼痛等。

扶正祛邪，增强体质

《素问·邪客篇》曰："补其不足，泻其有余，调其虚实，以通其道而去其邪。"自我按摩是患者通过自我刺激穴位，增强其扶正祛邪的功能，从而促进自身的消化吸收和营养代谢，保持软组织的弹性，提高肺活量的一种手段。经常进行自我按摩能够使苍白、松弛、干燥的面部皮肤变得红润并且富有弹性，令肥胖者的身体变得灵活，使瘦弱者体重增加、身体强健。

平衡阴阳，调整脏腑

　　阴阳失调便会引发脏腑功能的紊乱，从而导致疾病的发生。《黄帝内经》曰："阴盛则阳病，阳盛则阴病。阳盛则热，阴盛则寒。"按摩能够调整脏腑的功能，使之达到阴阳平衡。实践证明，强而快的按摩手法，能够引起神经和肌肉的兴奋；轻而缓的按摩手法则可以抑制神经、肌肉的功能活动，如果使用轻柔手法对头部进行推按，能够抑制大脑皮质；如果使用较重的手法进行按揉，则可以兴奋大脑皮质。血糖过高的患者，通过按摩，可以令血糖值下降；血糖过低者，经过按摩后，血糖值能够得以升高。除此之外，按摩还可以调整血压、心率，调节胰岛素和肾上腺素的分泌等。

强壮筋骨，通利关节

　　骨伤疾患会直接影响到运动系统功能，自我按摩能够强健筋骨，令患者的正常功能得以恢复，令因肌肉痉挛、软组织黏连而导致关节失利的患者解痉松黏、滑利关节。实践证明，在病变的关节部位进行按摩，可以促进关节滑液的代谢，增强关节囊和关节的韧性。中医认为肾主骨，为先天之本，小儿先天不足，便容易患上佝偻病；人若肾气亏损，就会过早出现颈椎、腰椎骨质增生等病。经常对肾俞、关元等穴位进行按摩，能够补肾强骨，令全身筋骨强健、关节灵活，还可以防治上述病变。

活血化瘀，消肿止痛，松解粘连

　　肢体软组织损伤之后，这个部位的毛细血管便会破裂出血，形成局部瘀血及肿胀疼痛的现象。外伤或者出血这种局部的刺激可引起血管的痉挛，按摩能够加速局部供血、消散瘀血、松解粘连、消除痉挛、恢复关节功能。如肩周炎患者经过自我按摩并配合肩关节的运动后，能够松解关节周围的粘连，消除局部疼痛而痊愈。

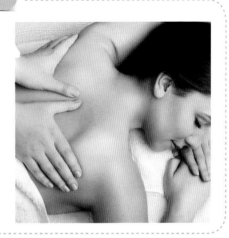

按摩常用手法

成人按摩手法

按法

施术者可用手指、手掌、拳或肘等对患者表面穴位给予一定力量的刺激。要注意的是按下时需停留一定时间。此方法有疏通经络、消除疲劳等作用。

适用部位：四肢部、颈背部、胸腹部。

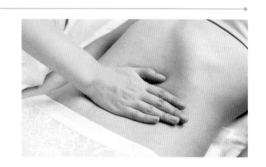

推法

用手指或手掌紧贴皮肤，沿着经络的运行或疼痛的走向，做单方向的直线或弧线运动。此法能放松肌肉，提高神经的兴奋性，还能消肿止痛。

适用部位：四肢部、背部、胸腹部。

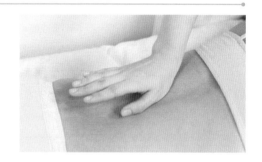

摩法

用指腹、掌面或掌根紧贴皮肤，在皮肤表面做环形、有节奏的运动。该方法能提高局部皮肤的温度，改善皮脂腺的功能，加速血液循环。

适用部位：四肢部、背部、腹部。

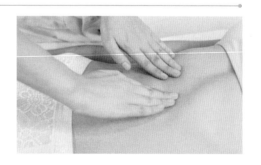

拿捏法

五指要稍弯曲呈微握拳势，拿捏时主要依靠腕关节的活动性和手指的力度而得力。该方法的活动性大，同时刺激性也大，能疏通经络、止痛提神。

适用部位：四肢部、颈部。

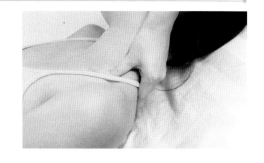

拍法

指手掌呈空心掌，轻轻拍打被按摩者的按摩部位。该方法作用身体后会感觉很舒适、放松，能增强肌肉的弹性，改善循环，疏通经络。

适用部位：四肢部、背部。

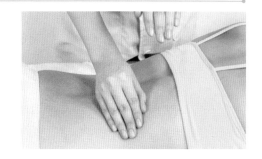

滚法

指用手背近小指、无名指侧的皮肤和肌肉，利用前臂的旋转带动手的运动的一种按摩方法。该手法较为灵巧，能使作用力深达病所。

适用部位：四肢部、肩颈部。

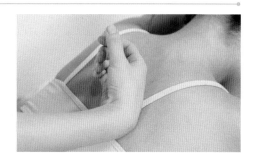

揉法

用指、掌、肘部按住人体表面的某些部位或穴位，或在反射区上做柔和缓慢的回旋转动或摆动，并带动皮下组织一起揉动的一种按摩手法。揉法具有宽胸理气、活血化瘀等作用。

适用部位：身体各部。

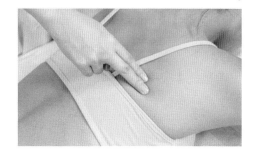

弹拨法

将拇指弯曲，掐入要弹拨的地方
（一般为肌肉粘连、疼痛部位），使
用拇指指间关节活动来拨动肌肉的方
法。该方法较为费力，能松散组织粘连、
缓解疼痛。

适用部位：四肢部、背部、颈部。

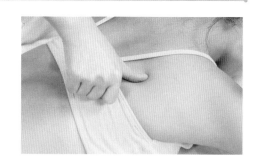

按摩注意事项

家庭按摩虽然舒适、方便，但并不是任何情形下都能施用，也有一定的禁忌和注意
事项。

（1）按摩前要将手洗干净，用温水洗手，修剪指甲，同时要将妨碍按摩的
一切首饰品如手表、戒指、珠子等都摘掉。

（2）给人按摩时要说明自己的按摩流程，从哪里到哪里，时间多久等，一
般来说，按摩时间以 20 ～ 30 分钟为宜。

（3）按摩时要根据当天的天气选择合适的环境。如夏天按摩时，要选择空
气流通，室温、安静的环境；冬天则应保持室内温暖，室温即可，而且手要暖和，
以免引起肌肉紧张。

（4）家人有情绪波动，如大怒、大悲、大恐、大喜等极端情绪时则不要按摩，
要安抚其情绪。

（5）按摩时，一定要根据被按摩者的个体差异和按摩的部位，选择适当的
按摩方法和使用合适的力度。如给肥胖者按摩时力度可稍大，给体瘦者按摩时力
度要轻；在肌肉丰厚的地方（包括臀部、大腿等）力度要重，而肌肉薄弱的地方（包
括手臂、胸部等）力度要轻。

（6）在腰部肾区按摩时，不宜用拍打、叩击手法，以免损伤肾脏。

刮痧治病显奇效

　　刮痧，就是利用刮痧器具，刮拭经络穴位，通过良性刺激，充分发挥营卫之气的作用，使经络穴位处充血，改善局部微循环，从而达到祛除邪气、疏通经络、舒筋理气、祛风散寒、清热除湿、活血化瘀、消肿止痛、健脾和胃的效果。刮痧还可以增强机体自身潜在的抗病能力和免疫机能，从而起到扶正祛邪、防病治病的目的。

　　在中医古籍中，痧有三层含义：

　　一是指症。即多发于夏秋两季，因感受风寒暑湿燥火六淫之邪气或疫疠之秽浊出现的一些病症。如头痛、咳嗽、烦闷、头面肿痛、眩晕胸闷、手足肿痛、身体肿痛、脘腹痞满、恶心呕吐、腹泻、指甲青黑等等，称之为痧症，又称痧气或痧胀。

　　二是指麻痧，即麻疹的别称。《临症指南医案》邵新甫按："痧者，疹之通称，有头粒而如粟象；瘾者，即疹之属，肿而易痒。"麻疹是由麻疹病毒引起的急性发疹性传染病，多见于小儿，易流行于冬春季节。

　　三是指痧象。现代中医学所说的痧，就是指所谓痧象。痧象是经刮拭治疗后，在相应部位皮肤上所出现的充血性改变，如红色粟粒状、片状潮红，紫红色或暗红色的血斑、血泡等。

　　痧象主要有两个特征：一是痧痕明显。刮痧后，皮肤很快会出现一条条痧痕和累累细痧（出血点）并且存留的时间较长。二是痧症多胀。所谓胀，指的是当疾病出现头昏脑涨、胸部闷胀、全身酸胀这类症状，此时适合刮痧治疗。

　　除具有上述两项特征以外，还有许多病的症状适合刮痧。例如，高温引起的头昏脑涨，烦躁欲吐，疲倦，两眼昏花；中暑引起的头晕心悸，恶心呕吐及小腿腓肠肌痉挛性疼痛；急性肠炎引起的呕吐，腹痛腹泻；食物中毒引起的肚痛急剧发作，呕吐腹泻，四肢麻木，甚至因严重失水而引起的腓肠肌痉挛，即俗话说的"转筋痧"；空气窒息引起的头昏脑涨，呼吸困难，恶心呕吐，面色青紫，甚至出现神志昏迷。可见，中暑、日射病、急性肠炎、食物中毒，以及窒息引起的血液和组织严重缺氧及中毒等病，都可以用刮痧疗法治疗。

刮痧的主要功效

刮痧是以中医脏腑经络学说为理论指导，集针灸、按摩、点穴、拔罐等非药物疗法之所长，用水牛角为材料做成刮痧板，配合刮痧疏导油进行的一种自然疗法，对人体有活血化瘀、调整阴阳、舒筋通络、排除毒素、预防保健、美容养颜等作用。

活血化瘀

刮痧可调节肌肉的收缩和舒张，使组织间压力得到调节，以促进刮拭组织周围的血液循环，增加组织流量，从而起到活血化瘀、祛瘀生新的作用。

调整阴阳

刮痧可以改善和调整脏腑功能，使脏腑阴阳得到平衡。如肠道蠕动亢进者，在腹部和背部等处使用刮痧手法可使亢进者受到抑制而恢复正常；反之，肠道蠕动功能减退者，则可促进其恢复正常。

舒筋通络

刮痧可以放松紧张的肌肉，消除肌肉疼痛，这两方面的作用是相通的。消除了疼痛病灶，肌紧张也就消除。如果使紧张的肌肉得以松弛，则疼痛和压迫症状也可以明显减轻或消失，同时有利于病灶修复。

排除毒素

刮痧过程可使局部组织形成高度充血，血管神经受到刺激使血管扩张，血流及淋巴液增快，吞噬作用及搬运力量加强，使体内废物、毒素加速排除，组织细胞得到营养，使血液得到净化，增强全身抵抗力，从而减轻病势。

预防保健

刮痧疗法的预防保健作用又分为保健预防与疾病防变两类。刮痧疗法的作用部位是体表皮肤，皮肤是机体暴露于外的最表浅部分，直接接触外界，且对外界气候环境等变化起适应与防卫作用。皮肤之所以具有这些功能，主要依靠机体内卫气的作用，卫气调和，则"皮肤调柔，腠理致密"。健康人常做刮痧（如取背俞穴、足三里穴等）可增强卫气，卫气强则护表能力强，外邪不易侵表。若外邪侵表，出现恶寒、发热、鼻塞、流涕等表证，及时刮痧（如取肺俞穴、中府穴等）可将表邪及时祛除，以免表邪侵入五脏六腑而生大病。

美容养颜

　　刮痧，这原本是中医的传统疗法，现也可融合于中西式美容，合二为一了。在皮肤纹理美容的同时进行穴位刮痧，从而达到美容的效果，这是其他美容方法所不能及的。面部刮痧美容则是运用刮痧的方法，在人的脸上或身体上进行刮拭，以改变人的容颜或形体的方法。经过临床验证，对某些棘手的有碍美观的面部疾患可达到特殊的改善效果。这一方法经由中国中医美容专业会的推荐，在日本东京第三届国际传统医学美容大会上演示交流，得到了国际传统中医美容组织的认可。

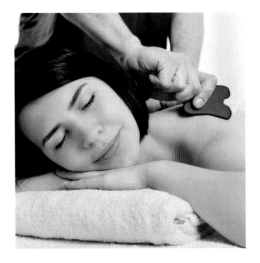

刮痧的常用手法

面刮法

　　将刮痧板的一半长边或整个长边接触皮肤，刮痧板向刮拭的方向倾斜30°～60°，自上而下或从内到外均匀地向同一方向直线刮拭。这种手法适用于身体比较平坦部位的经络和穴位。

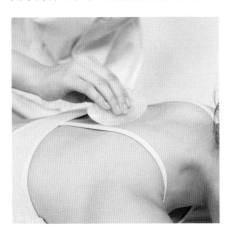

平刮法

　　操作方法与面刮法相似，只是刮痧板向刮拭的方向倾斜的角度小于15°，并且向下的渗透力比较大，刮拭速度缓慢。平刮法多用于面部、胸部和刮拭疼痛明显的区域。

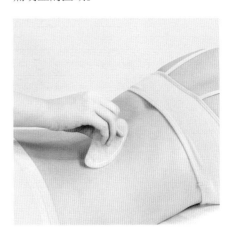

推刮法

推刮法的操作手法与面刮法大致相似，刮痧板向刮拭的方向倾斜角度小于45°，压力大于平刮法，速度也比平刮法慢一点。推刮法是诊断和刮拭疼痛区域的常用方法。

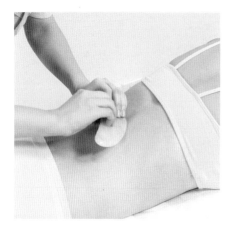

点按法

将刮痧板角部与穴位呈90°垂直，向下按压，由轻到重，逐渐加力。片刻后迅速抬起，使肌肉复原，多次重复，手法连贯。这种刮拭方法适用于无骨骼的软组织处和骨骼缝隙、凹陷部位。

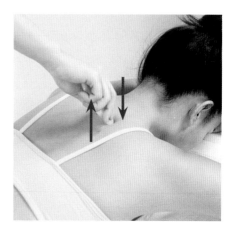

角刮法

单角刮法是用刮痧板的一个角，朝刮拭方向倾斜45°，在穴位处自上而下刮拭。双角刮法以刮痧板凹槽处对准脊椎棘突，凹槽两侧的双角放在脊椎棘突和两侧横突之间的部位，进行刮拭。

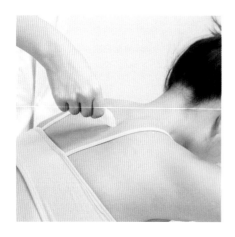

按揉法

按揉法分为平面按揉和垂直按揉。平面按揉法是让刮痧板角部的平面以小于20°按压在穴位上，做柔和、缓慢的旋转运动；垂直按揉法是将刮痧板呈90°按压在穴位上，其余同平面按揉法。

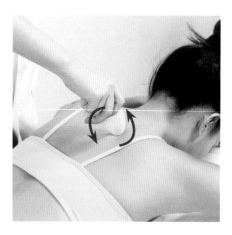

刮痧的注意事项

刮痧时，皮肤局部汗孔开泄，会出现不同形色的痧，病邪、病气随之外排，同时人体正气也有少量消耗。所以，刮痧的时候要注意一些小细节，从细节处保护好身体。

（1）避风和注意保暖很重要。刮痧时皮肤汗孔处于开放状态，如遇风寒之邪，邪气会直接进入体内，不但影响刮痧的疗效，还会引发新的疾病。因此刮痧半小时后才能到室外活动。

（2）刮完痧后要喝一杯热水。刮痧过程使汗孔开放，邪气排出，因此会消耗部分体内津液，刮痧后喝一杯热水，可补充水分，还可促进新陈代谢。

（3）刮痧后 2 小时内不要洗澡。刮痧后毛孔都是张开的，所以要等毛孔闭合后再洗澡，避免风寒之邪侵入体内。

（4）不可一味追求出痧。刮痧时刮至毛孔清晰就能起到排毒的作用。有些部位是不能刮出痧的，此外，室温低也不易出痧。所以，刮拭的时候不要一味追求出痧，以免伤害到皮肤。

（5）每次只治疗一种病症，且不要大面积刮拭。刮痧的时候要一次只治疗一种病，并且不可刮拭太长时间。

刮痧还应注意其适应证和禁忌证。刮痧对内科、外科、皮肤科、妇科、儿科、五官科、骨科等疾病都有效。现代刮痧从工具到理论也都有了巨大变化，尤其是理论上选经配穴、辩证施术使其治疗范围大大扩宽。刮痧对于疼痛性疾病、脏腑神经失调的病症具有显著的疗效，但对于危重病人和比较复杂的疾病，则应该采用药物和其他手段来治疗。家庭刮痧疗法应当仔细了解刮痧适应证与禁忌证，防止操作不当出现不适。

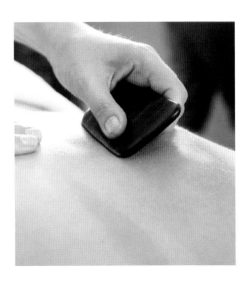

适当拔罐，经络畅通身轻松

拔罐的主要功效

拔罐是基于经络学说发展起来的一种中医传统疗法。拔罐疗法有数千年的历史，由于方便易行，适用于家庭保健，故能广泛流传于民间。近年来，随着医疗实践的不断发展，人们对于拔罐的功效也有了更深入的了解。

发汗解表

通过吸拔作用，使皮肤局部毛细血管充血扩张，以及良性刺激的神经反射作用，达到祛风除湿、散寒行气的效果。

消肿止痛

拔罐疗法由于能祛除病邪，吸拔出有害物质，增强血流量，故可使邪祛而肿消、络通而痛止，从而达到消肿止痛的目的。

拔毒排脓

拔罐疗法产生的负压吸力很强，用以治疗恶血瘀滞、邪毒郁结等有特效。

行气活血

寒则气凝，瘀则气滞；气行则血行，气滞则血瘀。由于寒、气、血互为因果，从而容易形成气滞血瘀的病变。拔罐的吸拔、温通和良性刺激的神经反射作用，可以促进血液循环，使气血运行畅通，从而达到行气活血的目的。

温经散寒

由于火罐吸附皮肤形成温热刺激，通过经络传导给相应的内脏器官组织，使体内寒邪得以排出体外，从而达到温经、散寒、通络的治疗效果。

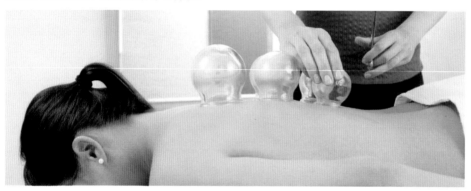

常用的拔罐方法

拔罐法是以罐子为工具，利用火燃烧排出罐内空气，造成相对负压，使罐吸附于施术部位，产生温热刺激及局部皮肤充血或瘀血，以治疗疾病的一种方法。下面为大家详细介绍各种拔罐方法，以便您能够更正确运用此法。

单罐法

用于病变范围较小的病症或压痛点。可按病变或压痛的范围大小，选用适当口径的火罐。如胃病在中脘穴拔罐，冈上肌肌腱炎在肩髃穴拔罐等。

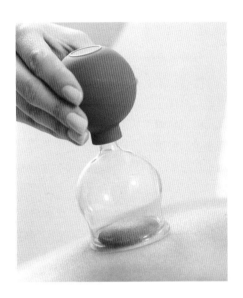

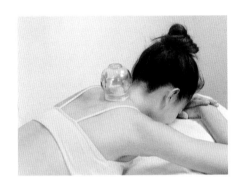

多罐密排罐法

罐具多而排列紧密的排罐法，这种方法多用于身体强壮的年轻人，或者病症反应强烈，发病广泛的患者。

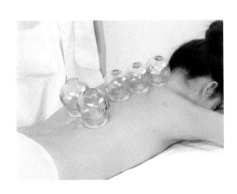

多罐疏排罐法

罐具较少而排列稀疏的排罐法，这种方法多用于年老体衰、儿童等患者，或者病症模糊、耐受能力差的患者。

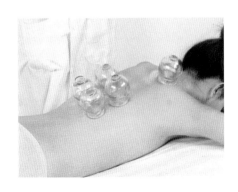

多罐散罐法

罐具排列零星、分散的排罐法，又称星罐法。此法主要适用于一人患有多种疾病或者虽只患有一种疾病，但又具有多种病症的患者。

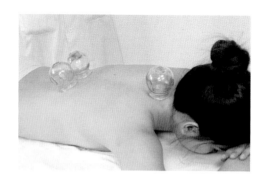

闪罐法

闪罐法是临床常用的一种拔罐手法，一般多用于皮肤不太平整、容易掉罐的部位。具体操作方法是用镊子或止血钳夹住蘸有适量酒精的棉球，点燃后送入罐底，立即抽出，将罐压在施术部位，然后将罐立即起下。按上法再次吸附于施术部位，如此反复拔起多次至皮肤潮红为止。通过反复的拔、起，使皮肤反

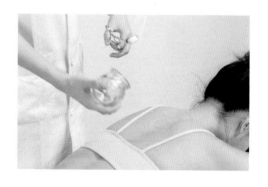

复地紧、松，反复地充血、不充血、再充血，形成物理刺激，使神经和血管有一定的兴奋作用，可增加细胞的通透性，改善局部血液循环及营养供应。适用于治疗肌肉萎缩、局部皮肤麻木、酸痛或一些较虚弱的病症。采用闪罐法操作时注意罐口应始终向下，棉球应送入罐底，棉球经过罐口时动作要快，避免罐口反复加热以致烫伤皮肤。

走罐法

走罐法又称行罐法、推罐法及滑罐法等。一般用于治疗病变部位较大，肌肉丰厚而平整的部位，或者需要在一条或一段经脉上拔罐的情况。走罐法宜选用玻璃罐或陶瓷罐，罐口应平滑，以防划伤皮肤。具体操作方法是，先在将要施术的部位涂抹适量的润滑液，然后用闪火法将罐吸附于皮肤上，循着经络或

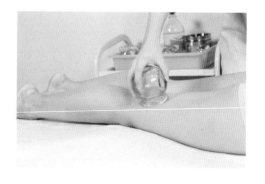

需要拔罐的线路来回推罐，至皮肤出现瘀血为止。操作时应注意根据病人的病情和体质调整罐内的负压，以及走罐的快、慢、轻、重。

拔罐注意事项

　　拔罐是一种比较古老的治病方法，一般针灸、推拿适用的病症均适用拔罐治疗，但在拔罐过程中还必须掌握其注意事项和一些重要的细节，这样既便于操作，也能最大限度地发挥拔罐的作用，让我们获得更好的疗效。

　　（1）拔罐时，室内需保持 20℃以上的温度。最好在避风向阳处。

　　（2）患者以俯卧位为主，充分暴露施术部位。

　　（3）拔罐时的吸附力过大时，可按挤一侧罐口边缘的皮肤，稍放一点空气进入罐中。初次拔罐者或年老体弱者，宜用中、小号罐具。

　　（4）拔罐顺序应从上到下，罐的型号则应上小下大。

　　（5）一般病情轻或有感觉障碍者（如下肢麻木者）拔罐时间要短；病情重、病程长、病灶深及疼痛较剧者，拔罐时间可稍长，吸附力稍大。

　　（6）针刺或刺血拔罐时，若用火力排气，须待消毒部位酒精完全挥发后方可拔罐，否则易灼伤皮肤。

　　（7）留针拔罐时，要防止肌肉牵拉而造成弯针或折针，发现后要及时起罐，拔出针具。

　　（8）拔罐期间应密切观察患者的反应，若出现头晕、恶心、呕吐、面色苍白、出冷汗、四肢发凉等症状，甚至血压下降、呼吸困难等情况，应及时取下罐具，将患者仰卧位平放，垫高头部。轻者可给予少量温开水，重者针刺人中穴、合谷穴。必要时应就医治疗。

　　（9）拔罐时间过长或吸力过大而出现水疱时，可涂甲紫溶液（即龙胆紫），覆盖纱布固定。如果水疱较大，可用注射器抽出疱内液体，然后用依沙吖啶（即利凡诺）纱布外敷固定。

拔罐的适应证和禁忌证

拔罐疗法已经从古代单一用来治疗外科疾病，发展到现在内科、外科、妇科、儿科等疾病都能对症运用。但拔罐必然也有它的局限性，有些疾病是无法进行拔罐治疗的，所以在操作前，要认清拔罐的适应证和禁忌证。

适应证

（1）内科病症：感冒、咳嗽、哮喘、心悸、健忘、胃脘痛、呕吐、泄泻、便秘、腹痛、胃下垂、眩晕、胁痛、水肿、遗尿、遗精、阳痿、男性不育、风湿、暑湿、秋燥等。

（2）外科病症：丹毒、疖病、乳腺炎、脱肛。

（3）骨科病症：落枕、颈椎病、腰椎间盘突出症、腰肌劳损、急性腰扭伤、肩周炎、肱骨外上髁炎、坐骨神经痛、肋软骨炎、肋间神经痛、类风湿性关节炎等。

（4）妇科病症：经行先期、经行后期、经行先后无定期、月经过多、经闭、痛经、白带异常、妊娠呕吐、产后缺乳、产后腹痛、阴痒、不孕症、产后大便困难等。

（5）儿科病症：小儿发热、小儿呕吐、小儿泄泻、小儿厌食、小儿遗尿、腮腺炎等。

（6）皮肤科病症：带状疱疹、银屑病、斑秃、湿疹、风疹、白癜风等。

（7）五官科病症：睑腺炎（麦粒肿）、流泪症、沙眼、目痒、目赤肿痛、目翳、远视、近视、视神经萎缩、鼻塞、咽喉肿痛、扁桃体炎、口疮、牙痛、颞下颌关节紊乱综合征。

禁忌证

（1）皮肤传染病、皮肤严重过敏或皮肤破损溃烂。

（2）醉酒、过饥、过饱、过渴、过度疲劳。

（3）恶性肿瘤、重度心脏病、心力衰竭、活动性肺结核。

（4）紫癜、血小板减少症、白血病、血友病等凝血功能差或具有出血倾向的疾病。

（5）外伤、骨折、水肿、静脉曲张、大血管体表投影处。

（6）五官、外阴、乳头、肚脐眼、心脏搏动处、毛发多的地方。

艾灸让你的生活更美好

艾灸的主要功效

《本草纲目》中记载："艾叶生则微苦太辛，熟则微辛太苦，生温熟热，纯阳也。可以取太阳真火，可以回垂绝元阳，服之则走三阴，而逐一切寒湿，转肃杀之气为融和。"不计其数的临床实践和历史文献都证明了艾灸具有独特的治疗功效。

通络行气

经络通，气机的升降运行就会后劲十足。心脏的跳动是气血运行的一个重要保障，但有时这种跳动是"强弩之末，势不能穿鲁缟"，所以有时候必须依靠外力的帮助。心脏工作了几十年的老年人更是如此，若再有风、寒、暑、湿、燥、火等外因的侵袭或跌打损伤，人体局部就会气血凝滞、经络受阻，身体就会出现肿胀、疼痛等症状及一系列功能障碍。而艾灸则有疏通经络、平衡机体功能的作用。

升阳举陷

由于阳气虚弱不固等原因可致上虚下实，气虚下陷，出现脱肛、阴挺、久泄久痢、崩漏、滑胎等，灸疗不仅可以起到益气温阳、升阳举陷、安胎固经等作用，对卫阳不固、腠理疏松者亦有效果。如脱肛、阴挺、久泄等病，可灸百会穴来升阳举陷。

温经散寒

人体的正常生命活动有赖于气血的作用，气行则血行，气止则血止，气血在经脉中流行，完全是由于气的推送。灸法是应用其温热刺激，起到温经通痹的作用。通过热灸对经络穴位的温热性刺激，可以温经散寒，加强机体气血运行，达到临床治疗目的。所以灸法可用于血寒运行不畅，留滞凝涩引起的痹证、腹泻等疾病，效果甚为显著。

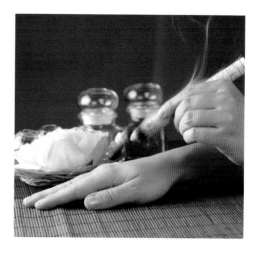

调和气血

正常的机体，气血在经络中川流不息，循序运行，如果由于外因的侵袭，人体或局部气血凝滞，经络受阻，即可出现肿胀疼痛等症状和一系列功能障碍。此时，灸治一定的穴位，可以起到调和气血、疏通经络的作用。临床上可用于疮疡疖肿、冻伤、瘰闭、不孕症、扭挫伤等，尤以外科、伤科应用较多。

扶阳固脱

凡出现呕吐、下痢、手足厥冷、脉弱等阳气虚脱的危重患者，用大艾炷重灸关元、神阙等穴，往往可以起到扶阳固脱、回阳救逆、挽救垂危之疾的作用。临床上常用于脑卒中脱证、急性腹痛吐泻、痢疾等病症的急救。

防病保健

我国古代医家中早就认识到预防疾病的重要性，并提出了"防病于未然""治未病"的学术思想，而艾灸除了有治疗作用外，还有预防疾病和保健的作用，是防病保健的方法之一。艾灸穴位可使人胃气盛，阳气足，精血充，从而加强身体抵抗力，病邪难犯，达到防病保健之功。

常用的艾灸方法

保健、养生、防病这是现代人越来越注重的内容，也是未病先防之法。但在我们保健养生的过程中，总有一些部位是药物达不到、针也不能企及的地方，那么人们就要寻求另外的方法。古人就给我们留下了另一笔财宝，那就是艾灸。艾灸疗效可以穿透机体任何部位，与目前现代的养生理念是非常契合的。艾灸的操作手法主要分为两大类：艾

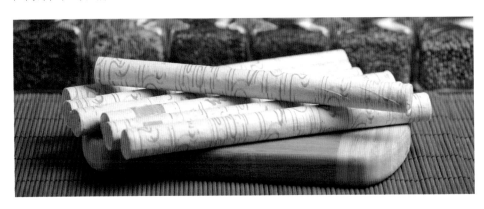

炷灸（直接灸、间接灸）和艾条灸（温和灸、雀啄灸、回旋灸）。

艾炷就是把艾绒做成大小不等的圆锥形艾团。其制作方法也很简单：先将艾绒置于手心，用拇指搓紧，再放到平面桌上，以拇指、食指、中指捻转成上尖下圆底平的圆锥状。麦粒大者为小炷，黄豆大者为中炷，蚕豆大者为大炷。在施灸时，每燃完一个艾炷，我们叫作一壮。施灸时的壮数多少、艾炷大小，可根据疾病的性质、病情的轻重、体质的强弱而定。根据不同的操作方式，艾炷灸可分为直接灸（着肤灸）和间接灸（隔物灸）两大类。一般而言，用于直接灸时，艾炷要小些；用于间接灸时，艾炷可大些。艾条灸是目前人们最为常用的灸法，因其方便、安全、操作简单，最适于进行家庭自我保健和治疗。将艾条点燃后在穴位或病变部位进行熏灸的方法，又称艾卷灸法。

直接灸

把艾炷直接放在皮肤上施灸，以达到防治疾病的目的。这是灸法中最基本、最主要且常用的一种灸法。施灸时多用中、小艾炷。可在施灸穴位的皮肤上涂少许液状石蜡或其他油剂，使艾炷易于固定，然后将艾炷直接放在穴位上，用火点燃尖端。当患者有灼热感时，用镊子将艾炷夹去，再更换新艾炷施灸。灸治完毕后，可用油剂涂抹，以保护皮肤。此法适用于一般虚寒证、眩晕等。

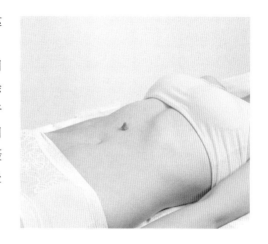

间接灸

即在艾炷与皮肤之间垫上某种药物而施灸，具有艾灸与药物的双重作用。加之本法火力温和，患者易于接受，故广泛应用于治疗内科、外科、妇科、儿科、五官科疾病。间接灸根据其衬隔物品的不同，又可分为多种灸法，如隔蒜灸、隔姜灸、隔盐灸等。

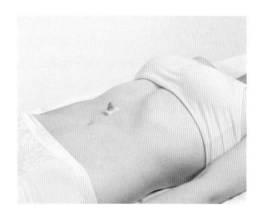

温和灸

施灸者手持点燃的艾条，对准施灸部位，在距皮肤 3 厘米左右的高度进行固定熏灸，使施灸部位温热而不灼痛，一般每处需灸 5 分钟左右。温和灸时，在距离上要由远渐近，以患者自觉能够承受为度。

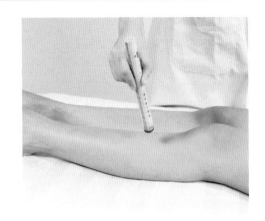

雀啄灸

施灸者手持点燃的艾条，在施灸穴位皮肤的上方约 3 厘米处，如鸟雀啄食一样做一上一下的活动熏灸，而不固定于一定的高度，一般每处熏灸 3 ~ 5 分钟。本法多用于昏厥急救及小儿疾病，作用上偏于泻法。注意向下活动时，不可使艾条触及皮肤，而且要及时掸除烧完的灰烬，此外还应注意艾条移动速度不要过快或过慢。

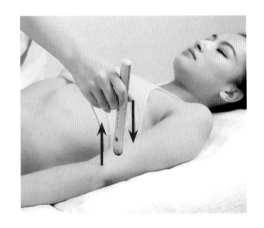

回旋灸

施灸者手持燃着的艾条，在施灸部位的上方约 3 厘米高度，根据病变部位的形状做速度适宜的上下、左右往复移动或反复旋转熏灸，使局部 3 厘米范围内的皮肤温热而不灼痛。

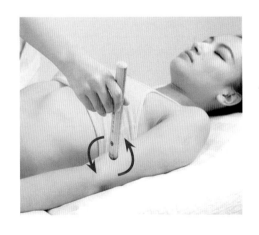

艾灸的注意事项

艾灸疗效显著，操作简便，被大众认可，但在操作的过程中还是有一些问题需要注意的。以下列举一些常见的注意事项，方便大家操作。

（1）术者在施灸时要聚精会神，以免烧烫伤患者皮肤或损坏病人衣物。

（2）对昏迷的病人、肢体麻木及感觉迟钝的患者和小儿，在施灸过程中灸量不宜过大。

（3）如果患者的情绪不稳，或在过饥、过饱、醉酒、劳累、阴虚内热等状态下，要尽量避免使用艾灸疗法。

（4）患者在艾灸前最好喝一杯温水，水的温度以略高于体温为宜，在每次灸治结束后再补充一杯热水。

（5）施灸的过程中如果出现发热、口渴、出红疹、皮肤瘙痒等异常症状，一般不要惊慌，继续采用艾灸疗法灸治下去，这些症状就会消失。

（6）施灸的时间长短应该是循序渐进的，施灸的穴位也应该由少至多，热度也是逐渐增加的。

（7）患者在采用艾灸疗法治疗疾病的过程中，尽量不要食生冷的食物（如喝冷水、吃凉饭等），否则会不利于疾病的治疗。

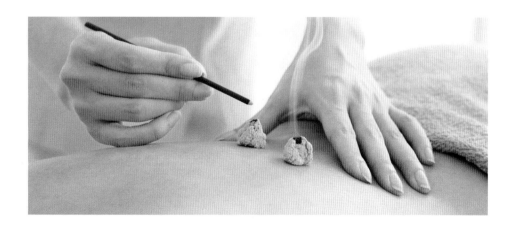

足部按摩，全身健康

百病从寒起，祛病先暖足

中医理论中的"六淫"主要是指风、寒、暑、湿、燥、火六种外感病邪，其中寒、湿有一个共同点，就是阴冷。寒邪最大的特点是凝滞，它会造成气血凝滞不通，以致肌肉、神经、血管等组织产生不同程度的收缩和痉挛，造成组织缺血缺氧，从而影响阳气与血液的传导、循环和运行。

足位于人体下方，属阴，而寒亦为阴邪，所以足是寒邪侵犯人体的主要途径之一，所以就有"寒从脚下起"的说法。

足部离心脏较远，血液的供应较少，而且足部的表面脂肪层较薄，保温能力较差，所以足部温度比较低。一般人的正常体温是 36.5℃左右，而趾尖温度可低至 25℃。足部与上呼吸道黏膜之间存在着密切的神经联系，足底受凉可反射至上呼吸道，导致上呼吸道黏膜内的毛细血管收缩，抵抗力降低，各种细菌、病毒乘虚而入，从而导致疾病发生。

同时，寒邪犯足之后还会影响心脏，引起胃痛，造成宫寒，进而造成月经不调、行经腹痛，发生腰腿痛、阳痿等症。

在 1 400 多年前，唐代医药学家孙思邈在《千金翼方》中就提出了"足下保暖"的说法，至今仍被人们奉为祛病延年的经验。所以说，想要身体不生病，重点在暖足。

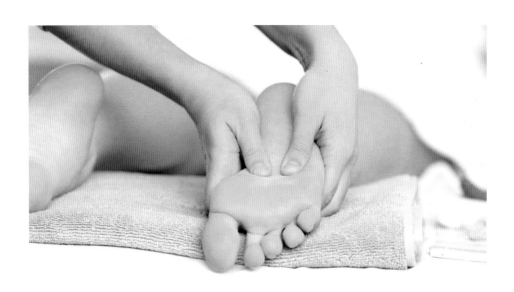

足部按摩的主要功效

足部按摩是一种调整身体状态、缓解生活压力的理想疗法。足部按摩可以加快血液循环、调节神经系统、改善睡眠。足部按摩法没有不良反应，改善健康状况的效果很见效，只要按摩伸手可及的足部，就能知道身体状况，从而进行治疗和预防，且随时随地，任何人都可以做到，几乎不用任何费用。时至今日，足浴保健已渐渐被城市白领接受，成为集休闲、娱乐、社交为一体的健康活动，是当代人们缓解压力、消除亚健康的新型养生之道。同时，它的美容功效也越来越受到人们的关注，与化妆美容、手术美容等方式相比，足疗"治本"的理念是任何一项单纯的美容术所无法比拟的。

随着医疗科学的发展进步，足部按摩术逐渐成为一种成熟有效的医疗保健方法。临床实践证明，足部按摩一般有以下 6 大功效。

止痛

通过刺激足部反射区，使大脑的高级神经中枢直接支配垂体，释放止痛物质。刺激足部同时可以兴奋人体的止痛纤维，抑制痛觉，起到止痛作用。

消炎

按摩足部反射区可增强肌肉组织的张力，改善血液循环，加快新陈代谢，可使有害物质迅速通过排泄系统排出体外，从而达到消炎、消肿的目的。

增强免疫力

按摩足部反射区可增强机体免疫力，对各种支气管哮喘、皮肤病、风湿病、过敏性病变等均有显著的疗效。

调节神经的兴奋性

通过刺激足部反射区，可抑制交感神经的兴奋性，具有降压的功效。另外，还能提高迷走神经的兴奋性，提高胰岛素的分泌能力，抑制糖尿病的发生。

调节各类激素

按摩足部反射区可调节各类激素的分泌能力，防治前列腺肥大、甲状腺功能亢进、糖尿病等病症。

排毒

刺激足部反射区可大量排出体内垃圾和毒素。排毒现象有尿液颜色变深、气味变重、大便量增多。

足部按摩的常见手法

拇指指腹按压法

　　用拇指指腹贴于施术部位施力，按压施术部位；或者两拇指交叠，贴于施术部位按压。按摩时拇指指腹垂直施力，力度以受术者能承受为宜。注意避免指甲划伤受术者皮肤。

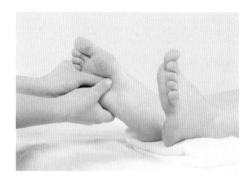

单食指叩拳法

　　一手固定按摩部位，另一手除食指外，其余四指握拳，食指弯曲，拇指固定，以食指的近节指间关节为施力点，顶压施术部位；或者以按摩棒代替食指贴于施术部位顶压。按摩时叩击要有节奏感，不能忽快忽慢。

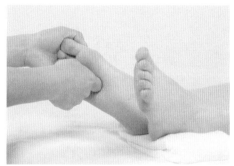

刮压法

　　一手拇指固定，食指弯曲呈镰刀状，用食指尺侧缘施力刮压施术部位；或者用刮痧板代替食指贴于施术部位刮压施术。按摩时食指尺侧或刮痧板始终贴于按摩部位皮肤，刮压的方向保持水平，力度以受术者能承受为宜。

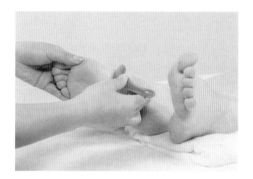

拇指指腹推压法

　　以一手拇指指腹贴于施术部位，施力推压；或者双手握住足部，用双手的拇指指腹同时施力推压按摩。操作时双手拇指要同时施力，力量保持均衡。

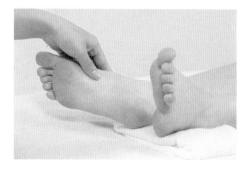

掐法

用单手拇指指甲着力，用力地掐压施术部位；或者用双手拇指同时着力，掐压施术部位。操作时拇指端置于施术部位后不要再移动，力量由轻至重，再由重至轻，力度以渗透皮肤组织为宜。

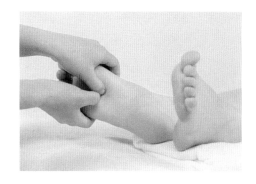

指揉法

用拇指指腹着力于施术部位，以一定的力度旋转揉动，达到带动皮下组织的效果；或者用食指、中指贴于施术部位，以一定的力度旋转揉动，达到带动皮下组织的效果。按摩时力度要均匀连贯，面积小而集中，之后逐渐扩大。

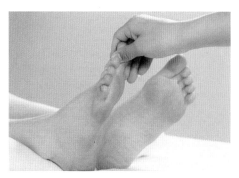

轻松按脚，注意事项要牢记

（1）饭前半小时、饭后 1 小时内，不宜进行足部按摩。

（2）在进行足部按摩时，建议使用防水性（不会渗透）的乳液。

（3）在按摩开始和结束时，一定要按摩排泄器官，按照以下反射区的顺序按摩：肾上腺反射区、肾反射区、输尿管反射区、膀胱反射区、尿道反射区。

（4）先按摩左脚再按摩右脚。

（5）按摩结束后 30 分钟以内，最好饮用 500 毫升的温开水，以补充体内流失的水分。

（6）在怀孕和生理期期间也可以按摩，孕期最好在医生的指导下按摩。

（7）刚做完手术的人，要等到伤口完全复原才能开始按摩。

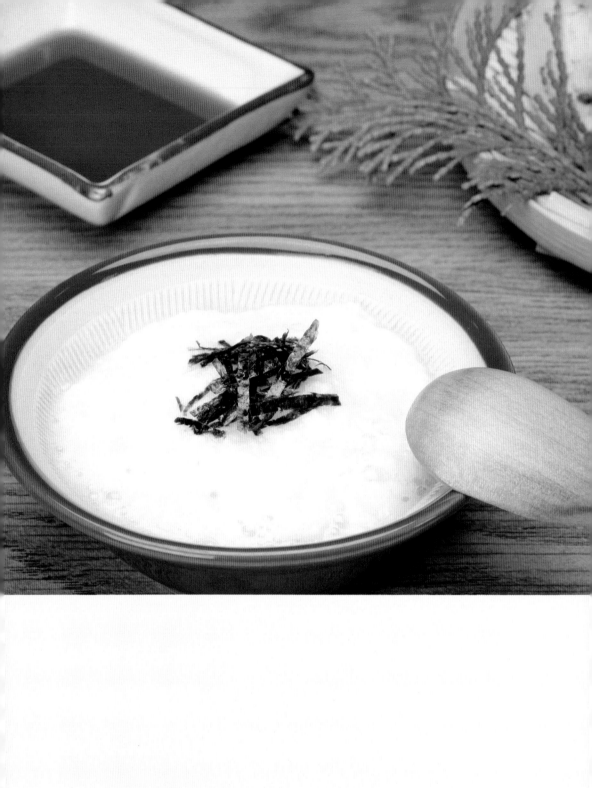

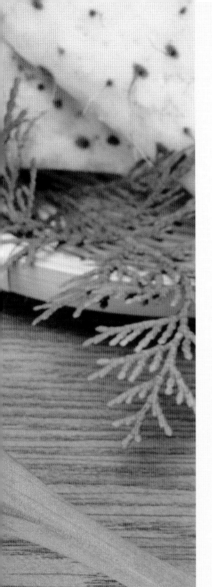

第**6**章

药食同源，食养药补活百岁

「药食同源」是指许多食物即药物，它们之间并无绝对的分界线，一样能够防治疾病。在古代社会中，人们在寻找食物的过程中发现了各种食物和药物的性味和功效，认识到许多食物可以药用，许多药物也可以食用，两者之间很难严格区分。这就是「药食同源」理论的基础，也是食物疗法的基础。

《素问·五常政大论》中对药食同源的关系有这样的表述：「谷肉果菜，食养尽之，无使过之，伤其正也」。

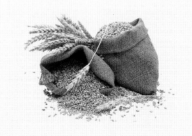

五谷为养

【粳米】性味归经：性平，味甘，入脾、胃经。

营养解析

　　粳米是我们的主食之一。中医认为，粳米有补中益气、平和五脏、止烦渴、止泻、壮筋骨、通血脉、强壮滋养等食疗功效，适量食用能令人强身好气色。

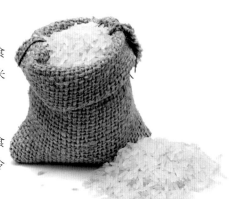

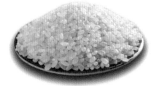

补虚、调理

　　粳米粥的米汤性平味甘，能补虚，老幼皆宜，病后、产后及体虚者尤为适合。

有益婴幼儿消化

　　粳米有益于婴幼儿的发育和健康，能刺激胃液分泌，并对脂肪的吸收有促进作用，促使奶粉中的酪蛋白形成疏松而又柔软的小凝块，益于小儿消化吸收。

治消化不良

　　煮粳米饭的锅巴，俗称饭焦锅巴，有助消化、止泻，可辅助治疗消化不良、饮食积滞、久泻不愈等。

食用宜忌

　　①身体虚弱、久病初愈、消化力减弱者，以及老人、婴幼儿、产妇宜经常食用。

　　②与栗子同煮食用，可健脾养胃、壮筋骨。搭配山药食用，有助消化。

　　③粳米含糖量高，糖尿病患者不宜多食。

　　④淘米时若用力搓洗，米中的维生素 B_1 和矿物质易流失，故应减少淘洗次数和力度。

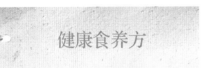

健康食养方

增强抵抗力

核桃仁粥

材料

核桃仁 10 克，粳米 350 克。

制作方法

将核桃仁切碎，备用。砂锅中注入适量清水烧热，倒入洗好的粳米，拌匀。盖上盖，用大火煮开后转小火煮 40 分钟至粳米熟软。揭盖，倒入切碎的核桃仁，拌匀，略煮片刻，关火后盛出煮好的粥，装入碗中，待稍微放凉后即可食用。

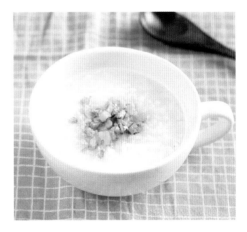

功效解析

核桃健脑、提高免疫力，做粥易于消化，搭配粳米食用，营养丰富。

开胃消食

芋头饭

材料

芋头 260 克，瘦肉 120 克，水发粳米 200 克，鲜鱿鱼 40 克，蒜末少许，料酒 5 毫升，鸡粉 2 克，盐 2 克，食用油适量。

制作方法

芋头切丁，瘦肉剁成末，鱿鱼切条。用食用油起锅，倒入瘦肉末、蒜末、鲜鱿鱼，加料酒、鸡粉、盐炒好后盛出。砂锅注水烧热，倒入粳米、芋头，煮 40 分钟。倒入炒好的食材，煮 10 分钟即可。

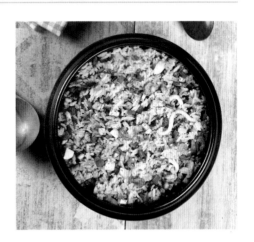

功效解析

芋头开胃生津，粳米补中益气。芋头饭营养丰富，口感好，色香味佳。

【小米】性味归经：性凉，味甘、咸，陈者性寒，味苦，入脾、肾经。

小米

营养解析

小米营养价值极高，含蛋白质、淀粉、碳水化合物、脂肪、钙、磷、铁和烟酸等成分。蛋白质中含多量谷氨酸、脯氨酸、丙氨酸和蛋氨酸，适宜老人、小孩等身体虚弱的人滋补。经常食用有降低血压、预防消化不良、补血健脑的功效，还有减轻皱纹、黑斑、色素沉淀等美容作用。

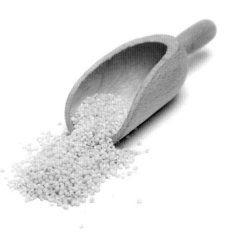

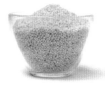

健脾、和胃

小米中富含人体必需的氨基酸，是体弱多病者的滋补保健佳品。

补充 B 族维生素

B 族维生素具有促进新陈代谢、防止口角生疮的作用。

调节睡眠

小米中含有大量的色氨酸，色氨酸有调节睡眠的作用。

食用宜忌

①小米适合生病患者、产妇、老人等身体虚弱、失眠、反胃、呕吐、腹泻者食用。
②小米宜与肉类或豆类食物搭配食用，以弥补小米中缺乏的赖氨酸。
③小米不宜与杏仁一同食用，易使人呕吐、腹泻。
④脾胃虚寒、怕冷与气滞者应少吃小米。

健康食养方

补血养胃
红豆小米粥

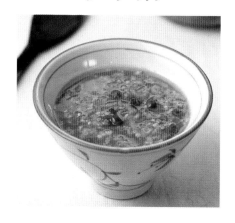

材料

　　红豆 35 克，小米 15 克，冰糖 25 克。

制作方法

　　将锅置旺火上，倒入清水烧开，将备好的红豆倒入锅中煮至熟软。随后将小米也倒入锅中，盖上锅盖，煮开后转成小火慢慢煮约 40 分钟至红豆软烂。揭盖，将冰糖倒入锅中，轻搅均匀，加上盖子，继续煮 2 分钟至冰糖溶化，关火，将煮好的粥盛入碗中即可。

功 效 解 析

　　小米含铁量丰富，易吸收；红豆化湿补脾、利尿。二者搭配食用，营养上相补，口感极佳。

治手脚冰冷
羊肉片炒小米

材料

　　小米 200 克，羊肉片 250 克，鸡蛋 1 个，香椿苗 100 克，食盐 2 克，食用油适量。

制作方法

　　香椿苗择净待用。羊肉片焯水，小米洗净焯水，上笼蒸 5 分钟后打入一个鸡蛋黄，拌匀，在锅中炒散成粒盛出。锅中放食用油，倒入小米和羊肉片，调入盐，翻炒均匀，倒入香椿苗，炒匀后即可出锅。

功 效 解 析

　　小米温胃，羊肉性热，能滋补气血，配上些许绿色蔬菜，健康又美味。

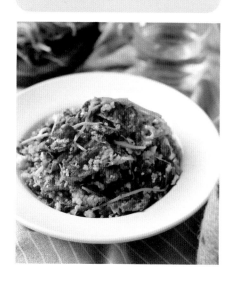

【小麦】性味归经：性凉，味甘，入心经。

小麦

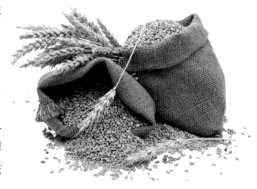

营养解析

小麦是北方人的主要食材，富含淀粉、蛋白质、脂肪、矿物质、钙、铁、硫胺素、核黄素、烟酸、维生素 A 及维生素 C 等，不仅营养价值极高，而且有一定的药效。可以健脾益肾、止血养心，还有滋润皮肤的美容效果。

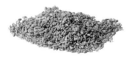

敛虚汗、止汗

药用最多的是未成熟的嫩麦，中医称之为浮小麦，对于体虚多汗、口干舌燥的人有疗效。

回乳作用

小麦发芽后，谷氨酸含量增加，经高温炒制，谷氨酸转变为焦谷氨酸，具有回乳作用，适合给宝宝断奶的妈妈用。

抗衰老

小麦胚芽油富含维生素 E，加上可降低血液中胆固醇的亚油酸，能有效预防动脉硬化等心脑血管疾病，对抗老防衰有效。

养心安神

小麦麦麸含有丰富的维生素 B_1 和蛋白质，有舒缓神经的作用。

食用宜忌

①小麦与豌豆同吃，能抑制肠道中有害细菌的增加，有助于肠道健康。

②心悸不安、失眠多梦、喜怒无常等心血不足的人适合食用。

③更年期妇女食用未经制过的小麦，可缓解更年期的不适症状。

④小麦不宜与枇杷一同食用。

健康食养方

养心除烦

红枣小麦粥

材料

水发小麦200克,红枣3枚,麦冬15克。

制作方法

砂锅中注入适量清水烧开，倒入洗好的小麦，放入洗净的红枣、麦冬，搅拌均匀，盖上盖，大火烧开后用小火煮约90分钟至食材熟透。揭盖，搅拌几下，关火后盛出煮好的小麦粥，装入碗中即可。

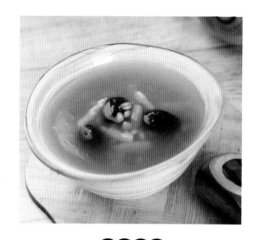

功效解析

小麦助湿之弊，红枣补气养血，麦冬清心除烦。此粥可止汗养心。

清热润肠

小麦胚芽酸奶

材料

牛奶1 000毫升,小麦胚芽10克,酸奶发酵剂1克,白糖50克。

制作方法

盛放牛奶的容器要先消毒。将酸奶发酵剂加入到牛奶中，可以根据自己的口味增减白糖或者不加，搅拌均匀后放入酸奶机中，加热8小时即可。取出200毫升酸奶待用，小麦胚芽放入料理机中打碎，放入酸奶中搅拌均匀即可饮用。

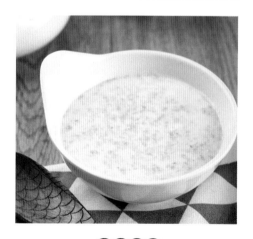

功效解析

酸奶促进肠胃蠕动，小麦胚芽富含膳食纤维，清热通便，助益减肥。

【黄豆】性味归经：性平，味甘，入脾、大肠经。

黄豆

营养解析

　　黄豆富含植物蛋白，可以增强体质和身体的抗病能力，还有降血脂、降血压和减肥的功效，并能补充人体所需的热量，可以预防便秘，适宜老年人食用。

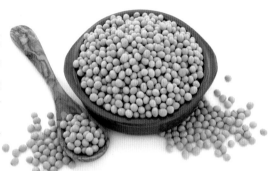

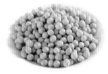

益气养血

　　黄豆含铁量高，容易被人体吸收利用，常吃黄豆之品对缺铁性贫血有食疗作用。

养颜美容

　　黄豆可以促进肠道蠕动，防止便秘，分解多余脂肪，使人肌肤润泽，气色佳。

预防骨质疏松

　　黄豆中富含大豆异黄酮，可延缓女性衰老，改善更年期症状、骨质疏松等，有效降低乳腺癌的发病率。

补充优质蛋白质

　　品质好的黄豆，蛋白质含量可达50%，比鸡蛋的蛋白质含量还高，满足人体对蛋白质的需求。

食用宜忌

　　①黄豆要完全煮熟后才可食用，浸泡后产生豆芽，营养价值极高。
　　②患有糖尿病、高血压病、高脂血症、冠心病、癌症、缺铁性贫血者，以及营养不良、更年期女性、脑力工作者宜食。
　　③黄豆中的嘌呤含量高，患嘌呤代谢失常症和尿酸浓度高者不宜食。

补充蛋白质

黄豆豆浆

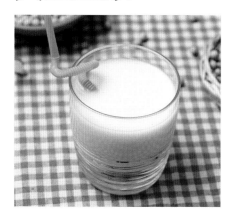

材料

水发黄豆 75 克，白糖适量。

制作方法

　　将已浸泡 8 小时的黄豆倒入碗中，加入适量清水，搓洗干净，滤出沥干水分。将黄豆倒入豆浆机内，加入适量清水，至水位线即可，盖上盖，开始打浆。待豆浆机运转约 15 分钟，即成豆浆，把榨好的豆浆倒入滤网，滤去豆渣，加入适量白糖，搅匀至其溶化，待稍微放凉后即可饮用。

功效解析

　　黄豆富含蛋白质、维生素和矿物质，营养丰富，益气养血、健脾补虚，适合体虚者饮用。

补血养颜

黄豆红枣粥

材料

粳米 100 克，水发黄豆 50 克，红枣 20 克，白糖适量。

制作方法

　　砂锅内注入适量清水，倒入泡好的水发粳米，放入水发黄豆、红枣，加盖，用大火煮开后转小火续煮 40 分钟至食材熟软。揭盖，加入白糖，拌匀至溶化，关火后盛出煮好的粥，装碗即可。

功效解析

　　红枣补血养气，黄豆养血益气。此粥能调理血气，排毒养颜，令肌肤润泽，乌黑须发。

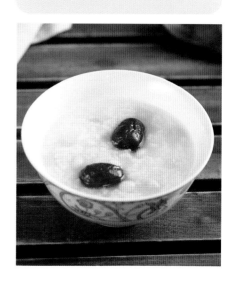

【红薯】性味归经：性平，生微凉，味甘，入脾、胃经。

红薯

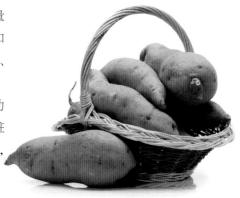

营养解析

红薯能供给人体大量的黏液蛋白、维生素C和维生素A，因此具有补虚乏、益气力、健脾胃、强肾阴，以及和胃、暖胃、益肺等功效。常吃红薯能防止肝脏和肾脏中的结缔组织萎缩，预防胶原病的发生。

减肥健美

100克鲜红薯仅含0.2克脂肪，产生99千卡热能，大概为粳米的1/3，是很好的低脂肪、低热能食品，同时又能有效地阻止碳水化合物变为脂肪，有利于减肥、健美。

润肠通便

红薯含有大量膳食纤维，在肠道内无法被消化吸收，能刺激肠道，增强蠕动，通便排毒，尤其对老年性便秘有较好的疗效。

增强免疫力

红薯含有赖氨酸、胡萝卜素，可促使上皮细胞正常成熟，抑制上皮细胞异常分化，消除有致癌作用的氧自由基，阻止致癌物与细胞核中的蛋白质结合，增强人体免疫力。

食用宜忌

①红薯一定要蒸熟煮透再食用。因为红薯中淀粉的细胞膜不经高温破坏，难以消化。
②红薯含一种氧化酶，这种酶容易在人的胃肠道里产生大量二氧化碳气体，若红薯吃得过多，会使人腹胀、打嗝、放屁。
③食用红薯后容易胀气和反酸，胃及十二指肠溃疡及胃酸过多的患者不宜食用。

健康食养方

暖身养胃

红薯山药豆浆

材料

红薯、山药、小麦各 30 克，黄豆 50 克，白糖适量。

制作方法

洗净去皮的红薯、山药切块。将已浸泡 8 小时的黄豆倒入碗中，放入小麦，加适量清水洗净。将备好的食材倒入豆浆机中，加入适量清水、白糖，打浆。待豆浆机运转约 20 分钟，即成豆浆，把煮好的豆浆倒入滤网中，滤取豆浆即可。

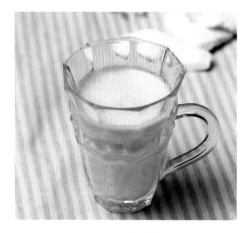

功 效 解 析

红薯滋补肝肾，小麦养心安神，山药健脾又益肺，此豆浆暖身养胃。

补血养颜

玉米片红薯粥

材料

水发粳米 350 克，红薯块 150 克，玉米片 50 克，白糖适量。

制作方法

砂锅注入适量清水，倒入水发粳米，放入红薯块，加盖，用大火煮开后转小火续煮 40 分钟至食材熟软。揭盖，加入玉米片、白糖，拌匀，煮至糖分溶化，关火后盛出煮好的粥，装碗即可。

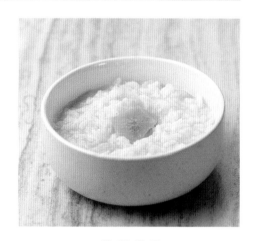

功 效 解 析

红薯味甘性平，补脾益气；粳米有补虚损、健脾胃之功效。

五畜为益

【牛肉】性味归经：性平，味甘，入脾、胃经。

牛
肉

营养解析

牛肉含蛋白质、脂肪、维生素 B_1、维生素 B_2、磷、铁等，寒冬食牛肉有暖胃作用，为寒冬补益佳品。中医认为，牛肉有补中益气、滋养脾胃、强健筋骨的功效。适用于中气下陷、气短体虚、筋骨酸软、贫血久病及面黄目眩之人食用。

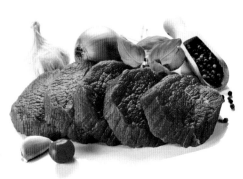

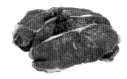

增强抵抗力

牛肉含有丰富的蛋白质，氨基酸组成比猪肉更接近人体需要，能提高机体抗病能力，对生长发育及手术后、病后调养的人在补充失血和修复组织等方面特别适宜。

增肌健美

牛肉富含肉毒碱（卡尼汀）和肌氨酸。肌氨酸是肌肉燃料之源，有效补充三磷腺苷，使训练能坚持得更久。肉毒碱主要用于支持脂肪的新陈代谢，产生支链氨基酸，对健美运动员增长肌肉起重要作用。

食用宜忌

①高血压病、冠心病、血管硬化和糖尿病患者，老年人、儿童及身体虚弱者适合食用。
②牛肉不宜常吃，一周一次为宜。
③内热者、皮肤病、肝病、肾病患者忌用。

健康食养方

健脾开胃

洋葱炒牛肉

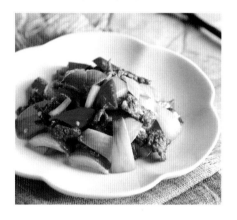

材料

牛肉 300 克，洋葱片 100 克，红椒片 15 克，姜片少许，盐 3 克，生抽、水淀粉、食用油各少许。

制作方法

洗净的牛肉切片，加少许淀粉、生抽、盐、食用油拌匀，腌渍 10 分钟至入味。锅中烧开清水，倒入牛肉，搅散，焯至断生，捞出备用。锅留底油，倒入姜片爆香，倒入洋葱片、红椒片炒约半分钟，倒入牛肉，放盐拌炒匀，用少许水淀粉勾芡，关火即成。

功效解析

牛肉富含蛋白质，洋葱的营养丰富。此菜健脾开胃，营养美味，能增强抵抗力。

减脂增肌佳品

西红柿炖牛肉

材料

牛肉 200 克，西红柿 300 克，白糖 30 克，姜、料酒、盐、葱、食用油各适量。

制作方法

牛肉洗净切成小方块，姜切末，葱切段。热锅注食用油烧热，放入牛肉，注入适量清水，加入姜末、料酒、葱段、盐，盖上锅盖，小火慢炖 40 分钟。揭开盖，倒入西红柿续炖 5 分钟至熟透。加入白糖，搅匀，关火即可。

功效解析

牛肉富含蛋白质，补中益气。西红柿富含维生素，还可增色调味，使菜肴色香味俱全。

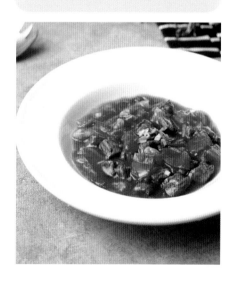

【羊肉】性味归经：性热，味甘，入脾、胃、肾、心经。

羊肉

营养解析

羊肉较猪肉的肉质更细嫩，较猪肉和牛肉的脂肪、胆固醇含量少。寒冬常吃羊肉可益气补虚、促进血液循环、使皮肤红润，故被称为冬令补品，深受人们欢迎。

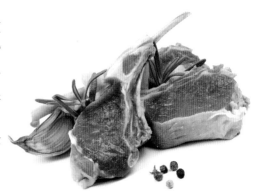

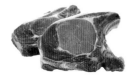

增强抗病能力

羊肉肉质细嫩，含有很高的蛋白质和丰富的维生素，容易被消化。常吃羊肉能提高身体素质，提高抗疾病能力。

助消化

羊肉可增强消化酶的功能，保护胃壁，有助于消化。

补血

羊肉含铁质丰富，为补血佳品。

食用宜忌

①体虚胃寒、反胃、中老年体质虚弱者适合食用。
②羊肉性温热，常吃容易上火。因此，吃羊肉时可以搭配一些凉性蔬菜，既能起到清凉、解毒、去火的作用，又能达到羊肉的补益功效。
③羊肉与西瓜不能混合食用，食用后会发生腹泻等反应。

健康食养方

善补元气

羊肉山药汤

材料

羊肉块 300 克，山药块 250 克，姜片少许，盐 2 克。

制作方法

锅中注水烧开，倒入洗净的羊肉块，拌匀，煮约 2 分钟后捞出，过一下冷水。锅中注入适量清水烧开，倒入山药块，倒入姜片、羊肉块，搅拌均匀，盖上盖，用大火烧开后转至小火炖煮约 40 分钟。揭开盖，加盐调味后盛出即成。

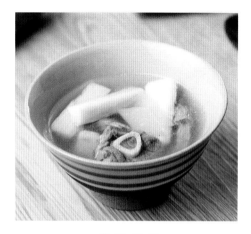

功效解析

此汤具有补血、养颜、强身、通便之功效。

促消化佳品

清炖羊肉汤

材料

羊肉块 350 克，甘蔗段 120 克，姜片 20 克，料酒 20 毫升，盐、鸡粉、胡椒粉各适量。

制作方法

羊肉块加料酒，焯水。砂锅注水烧开，放入焯过水的羊肉块，放入甘蔗段、姜片，淋入料酒。大火烧开后用小火炖 1 小时，至食材熟软。揭盖，加入少许盐、鸡粉、胡椒粉调味。用中火续煮片刻，搅拌均匀，使食材入味。

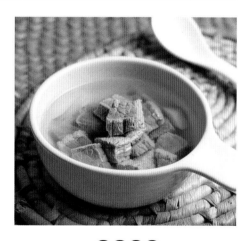

功效解析

羊肉可益气补虚，促进血液循环，增强御寒能力。

【鸡肉】性味归经：性平、温，味甘，入脾、胃经。

鸡肉

营养解析

　　鸡肉含有维生素C、维生素E等，蛋白质的含量高，有增强体力、强壮身体的作用。中医认为鸡肉具有温中益气、补精添髓、益五脏、补虚损、健脾胃、强筋骨的功效。

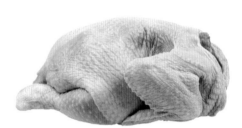

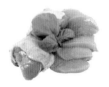

延缓衰老

　　鸡皮中含有大量胶原蛋白，能补充人体所缺少的水分和弹性，延缓皮肤衰老。

补虚健脾

　　鸡汤能促进胃液的分泌，帮助促进食欲，可以说是开胃良药。

增强免疫力

　　鸡肉有显著提高免疫机能的效果，增强人体免疫力的作用主要体现在所含有的牛磺酸上。牛磺酸可以增强人的消化能力，起到抗氧化和一定的解毒作用。

食用宜忌

①虚劳瘦弱、营养不良、气血不足、面色萎黄者，以及体质虚弱或乳汁缺乏的产妇，体虚水肿、月经不调、白带清稀频多、神疲无力的女性宜食用。
②禁忌食用多龄鸡头、鸡臀尖。
③凡实证、热证或邪毒未清者不宜食用。

补充优质蛋白

鸡肉丝瓜汤

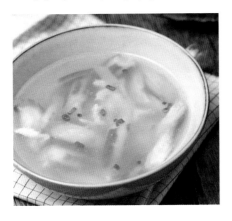

材料

　　鸡胸肉 85 克，丝瓜 120 克，姜片、葱花各少许，盐 3 克，鸡粉 3 克，水淀粉、芝麻油、食用油各适量。

制作方法

　　洗净的丝瓜去皮切小块；洗好的鸡胸肉切丝，加盐、鸡粉、水淀粉、食用油，腌渍 10 分钟。锅中注水烧开，放入姜片、丝瓜，加入盐、鸡粉，倒入鸡肉丝，煮 1 分钟，淋入芝麻油，拌匀煮沸。将煮好的汤盛出，装入碗中，撒上葱花即成。

功效解析

　　丝瓜清热生津，解暑除烦；鸡肉低脂、低热量、营养丰富。此汤能祛除油腻，补充蛋白质。

美味家常菜

草菇蒸鸡肉

材料

　　鸡肉块 300 克，草菇 120 克，姜片、鸡粉、葱花各少许，盐 3 克，生粉 8 克，生抽、料酒各 5 毫升，食用油适量。

制作方法

　　洗净的草菇切片焯水后装入碗中，放入鸡肉块，加入鸡粉、盐、料酒、姜片、生粉、食用油、生抽，腌渍片刻。取蒸盘，倒入腌好的食材，放入蒸锅，中火蒸 15 分钟，撒上葱花，浇上热油即可。

功效解析

　　鸡肉富含蛋白质，草菇清香浓郁，与鸡肉同蒸，草菇之香尽入鸡肉内，使制成之菜鲜美。

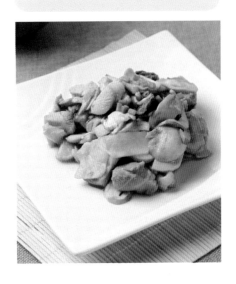

【猪肉】性味归经：性温，味甘、咸，入脾、胃、肾经。

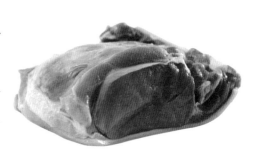

营养解析

　　猪肉纤维较为细软，结缔组织较少，肌肉组织中含有较多的肌间脂肪，因此，经过烹调加工后肉味特别鲜美。其含有丰富的蛋白质及脂肪、碳水化合物、钙、铁、磷等成分。具有补虚强身、滋阴润燥、丰肌泽肤的作用。

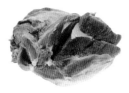

消除疲劳

　　猪肉的维生素 B_1 含量是牛肉的 4 倍多，是羊肉和鸡肉的 5 倍多。维生素 B_1 与神经系统的功能关系密切，能改善产后抑郁症状，还能消除人体疲劳。

改善缺铁性贫血

　　猪肉既可提供血红素（有机铁）和促进铁吸收的半胱氨酸，又可提供人体所需的脂肪酸，所以能从食疗方面来改善缺铁性贫血。

增强抵抗力

　　猪肉营养丰富，烹调做汤羹，适合体弱多病、老年人、病后恢复期的人群食用。

食用宜忌

　　①一般人都可食用。尤其适宜阴虚、头晕、贫血、大便秘结、营养不良之人，燥咳无痰的老人，产后乳汁缺乏的妇女及青少年、儿童适宜食用。
　　②猪肉与豆类同食易引起腹胀气滞。

健康食养方

生津润燥方

雪梨猪肉汤

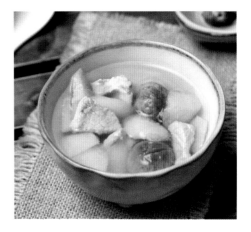

材料

雪梨 300 克，瘦肉 200 克，无花果 50 克，盐、鸡粉各少许。

制作方法

洗净的雪梨去皮切块，洗净的瘦肉切块。砂煲中倒水烧开，放入瘦肉块、无花果，煮沸后用小火煲煮 15 分钟。放入雪梨块，煮沸后转小火，续煮 20 分钟，加入盐、鸡粉，拌匀调味，将煲煮好的汤品盛入汤碗中即可。

功效解析

雪梨清热降火，猪肉滋阴润燥。此汤肉质鲜嫩，生津润燥。

清热生津佳品

黄瓜熘肉片

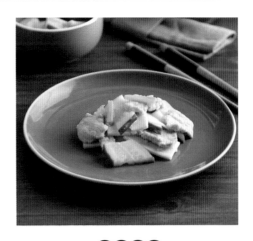

材料

黄瓜 100 克，瘦肉 150 克，葱段、蒜末、盐、水淀粉、料酒、食用油各适量。

制作方法

洗净的瘦肉、黄瓜切片，肉片加盐、水淀粉、食用油，腌渍片刻。热锅注食用油，倒入肉片，过油片刻捞出，锅底留油，倒入葱段、蒜末，煸香。倒入黄瓜片、肉片，加盐炒匀，淋入少许料酒，加少许水淀粉，拌炒匀，至入味，撒入剩余的葱叶，盛出装盘即可。

功效解析

黄瓜利水利尿、清热解毒；瘦肉滑嫩，蛋白质丰富。此菜清淡爽口。

【鸭肉】性味归经：性寒，味甘、咸，入脾、胃、肺、肾经。

营养解析

鸭肉蛋白质含量比畜肉含量高得多，脂肪含量适中且分布较均匀，富含蛋白质、B 族维生素、维生素 E 及铁、铜、锌等微量元素，中医认为其具有养胃滋阴、清肺解热、大补虚劳、利水消肿之功效。

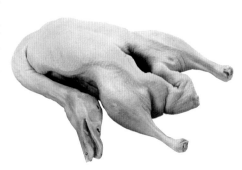

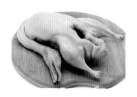

保护心血管

鸭肉中含有较为丰富的烟酸，是构成人体内两种重要辅酶的成分之一，对心肌梗死等心脏疾病患者有保护作用。

治疗肺结核

鸭肉对于肺结核有很好的治疗效果，所以被人们称为肺结核病人的"圣药"。

抗炎症

鸭肉中的脂肪酸熔点低，易于消化。所含 B 族维生素和维生素 E 较其他肉类多，能有效抵抗脚气病、神经炎等。

缓解更年期不适

鸭肉性凉，是肉类中最适合更年期女性的滋阴食物，更年期的女性常吃鸭肉，可缓解心慌、出虚汗、潮热等症状。

食用宜忌

①营养不良、体内有热、上火、水肿、低热、虚弱、食少、女性月经少、大便秘结、癌症、糖尿病、肝硬化腹水、肺结核、慢性肾炎水肿等患者适宜食用。

②对于素体虚寒，受凉引起的不思饮食，胃部冷痛，腰痛及寒性痛经，以及肥胖、动脉硬化、慢性肠者应少食。感冒患者不宜食用。

健康食养方

下饭佳肴
泡椒炒鸭肉

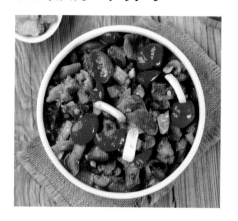

材料

　鸭肉200克，灯笼泡椒60克，泡小米椒40克，姜片、蒜末、葱段、生抽各少许，豆瓣酱10克，盐3克，料酒5毫升，食用油适量。

制作方法

　将灯笼泡椒切块，泡小米椒切段；洗净的鸭肉切块，加生抽、盐、料酒腌渍10分钟后焯水。用食用油起锅，放入鸭肉块、蒜末、姜片、葱段、料酒、生抽、泡小米椒、灯笼泡椒、豆瓣酱，炒匀，注入清水，用中火焖煮熟，大火收汁，勾芡盛出即成。

功效解析
　泡椒健脾开胃，鸭肉具有非常高的食疗价值。泡椒炒鸭肉是一道滋补又下饭的菜肴。

滋补佳品
粉蒸鸭肉

材料

　鸭肉350克，米粉50克，水发香菇110克，姜末少许，盐1克，五香粉5克，料酒5毫升。

制作方法

　取蒸碗，放入鸭肉，加入盐、五香粉、料酒、水发香菇、姜末、米粉，拌匀。放入上汽蒸锅，大火蒸30分钟。揭开锅盖，将鸭肉取出，扣在盘中即可。

功效解析
　鸭肉性甘，是夏季肉类首选。有清热凉血、祛病健身之功效。

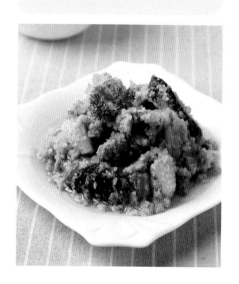

五果为助

【枣】性味归经：性温，味甘，入胃、肺经。

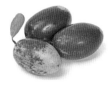

营养解析

鲜枣维生素C含量高，还富含碳水化合物、果糖、葡萄糖、磷、钙、铁、钾、锌等微量元素。其具有净化血液，帮助消化，养颜美容等保健作用。此外，鲜枣不寒不热，具有清凉、解毒、镇静等功效。

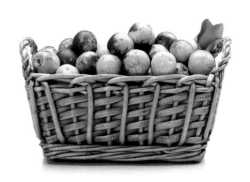

补血养颜

鲜枣中富含铁，对防治月经性贫血和产后失血有重要作用。还含有大量的环磷酸腺苷，能调节人体的新陈代谢，使新细胞迅速生成，并能增强骨髓造血功能，增强血液中红细胞的含量。

减少皱纹

枣中所含的维生素C是活性很强的还原性抗氧化物质，能参与体内的生理氧化还原作用，防止黑色素在体内沉积，可有效地减少皱纹及色素沉积。

食用宜忌

①一般人群，胃虚食少、脾虚便溏、气血不足、营养不良、心慌失眠、贫血头晕者，肿瘤患者，放疗、化疗而致骨髓抑制不良反应者适宜食用。

②湿热内盛者、小儿疳积和寄生虫病儿，牙病患者、痰湿偏盛之人、腹部胀满者、舌苔厚腻者不宜食用。

健康食养方

美味养颜下午茶
枣糕

材料

红枣、马蹄粉各100克，冰糖40克。

制作方法

砂锅注水，倒入洗好的红枣煮熟软，捞出，保留汤水。放入冰糖，拌匀，小火煮至溶化。将马蹄粉倒入碗中，加入清水，拌匀，倒入煮好的红枣汤里，一边倒，一边顺时针搅拌，制成枣糊。将调好的枣糊倒入方形容器中，放入蒸锅，大火蒸30分钟至熟，取出晾凉后切块，盛入盘中即可。

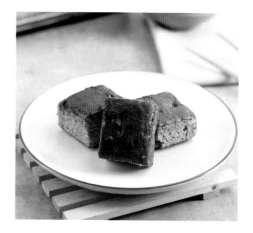

功效解析

枣糕含维生素C、钙、铁等营养成分，补脾和胃，有养颜之效。

增强抵抗力佳品
枣杏煲鸡汤

材料

鸡肉500克，栗子肉200克，南杏仁5克，红枣150克，核桃肉100克，姜、盐各3克。

制作方法

鸡肉洗净，焯水。砂煲注水，放入鸡肉、红枣、南杏仁、姜，大火烧开后转小火煲煮2小时，至食材熟透。加入核桃肉、栗子肉，煲至熟软，加入盐，拌匀调味，将煲好的汤盛入碗中即可。

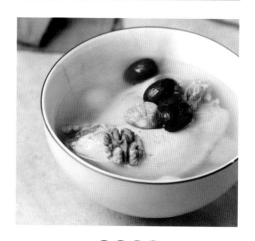

功效解析

鸡肉滋补养身，红枣软化血管、安心宁神。此汤益肾，强筋骨，增高。

【李子】性味归经：性平，味甘、酸，入肝、肾经。

李子

营养解析

李子中含有多种营养成分，有养颜美容、润滑肌肤的作用。李子中抗氧化剂含量高，堪称是抗衰老、防疾病的"超级水果"。李子具有补中益气、养阴生津、润肠通便的功效。

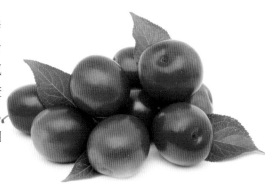

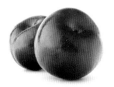

促进消化

李子能促进胃酸和胃消化酶的分泌，有增加肠胃蠕动的作用，因而食李能促进消化，增加食欲，为胃酸缺乏、食后饱胀、大便秘结者的食疗良品。

降压、导泻、镇咳

李子核仁中含苦杏仁甙和大量的脂肪油，药理证实，它有显著的利水降压作用，并可加快肠道蠕动，促进干燥的大便排出，同时也具有止咳祛痰的作用。

美容养颜

《本草纲目》记载，李花和于面脂中，有很好的美容作用，可以"去粉泽黯黑""令人面泽"，对汗斑、脸生黑斑等有良效。

食用宜忌

①发热、口渴、虚劳骨蒸、肝病腹水、消渴欲饮、贫血者，教师、演员音哑或失音者，慢性肝炎、肝硬化、头皮多屑而痒者适宜多吃。
②脾胃虚弱、胃酸过多、胃及十二指肠溃疡患、体虚气弱、肠胃消化不良不宜多食李子。

健康食养方

清热祛火佳肴
李子果香鸡

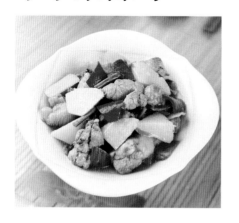

材料

鸡肉块 400 克，李子 160 克，土豆 180 克，洋葱 40 克，红椒片 15 克，盐 2 克，姜片、料酒、食用油各少许。

制作方法

洗净去皮的土豆切块，洋葱切片。鸡肉块，焯水。下食用油，热锅，放入姜片、鸡肉块，淋入料酒，注入清水，放入李子，用大火煮沸，加入盐、土豆块，焖 20 分钟。倒入红椒片、洋葱，用大火炒至熟软，关火后盛出锅中的菜肴即可。

功 效 解 析

李子清肝涤热、生津液、利小便，鸡肉改善免疫机能。此菜生津止渴、清肝除热、利水。

夏季佳饮
李子蜂蜜牛奶

材料

李子 200 克，牛奶 400 毫升，蜂蜜少许。

制作方法

洗好的李子切开，去核，再切粗条，改切成丁，备用。砂锅置火上，倒入牛奶，放入切好的李子，拌匀，煮约 5 分钟至汤汁入味。关火后待其放凉，加入蜂蜜，拌匀，盛出锅中的汤汁，装入杯中即可。

功 效 解 析

李子解渴、提神，此饮加上鲜牛奶，能有效补充蛋白质，缓解疲劳，非常适合夏天饮用。

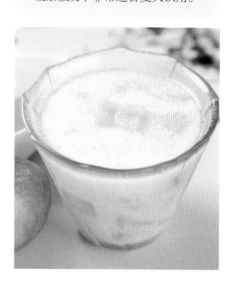

【栗子】性味归经：性温，味甘、平，入脾、胃、肾经。

栗子

营养解析

栗子富含淀粉、蛋白质、脂肪、B 族维生素等多种营养成分，热量也很高。中医认为栗子有补肾健脾、强身壮骨、益胃平肝等功效。因此栗子又有了"肾之果"的美名。

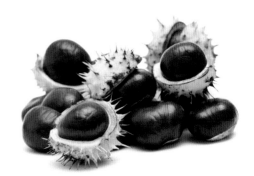

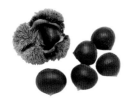

益气健脾

栗子中富含碳水化合物，可提供给人体较多热量，帮助脂肪代谢，具有益气健脾、厚补胃肠的显著功效。

防治心脑血管疾病

栗子中含有丰富的不饱和脂肪酸和维生素、矿物质，能防治高血压病、冠心病、动脉硬化、骨质疏松等疾病，是抗衰老、延年益寿的滋补佳品。

强筋健骨，延缓衰老

栗子含有丰富的维生素 C，能够维持牙齿、骨骼、血管肌肉的正常功用，可以预防和治疗骨质疏松、腰腿酸软、筋骨疼痛、乏力等，延缓人体衰老，是老年人理想的保健果品。

食用宜忌

①适宜气管炎、咳喘、肾虚、尿频、腰酸、腿脚无力者食用。
②便秘者、产妇、儿童不宜食用。
③栗子与牛肉同吃会降低其营养价值。
④栗子与杏仁同吃容易引起胃痛。

健康食养方

润肤通肠

栗子花生瘦肉汤

材料

　　板栗肉、花生米各 100 克，胡萝卜丁 40 克，瘦肉块、玉米块各 100 克，姜片少许，高汤适量，盐 2 克。

制作方法

　　瘦肉块焯水。砂锅注入高汤烧开，倒入瘦肉块、玉米块、板栗肉、胡萝卜丁、花生米、姜片，大火烧开后转小火炖 2 小时，加入盐调味，盛出炖煮好的汤料，装入碗中即可。

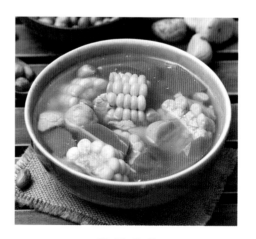

功效解析

花生止咳化痰、养生润肺，栗子养胃健脾、润肠。此羹有润肤功效。

秋季家常佳肴

栗子腐竹煲

材料

　　腐竹 20 克，香菇块 30 克，青椒块、红椒块各 15 克，栗子肉 60 克，蒜末、葱段各少许，盐、生抽、食用油各适量。

制作方法

　　热锅注食用油，将腐竹炸至金黄色，栗子肉炸干水分。锅留底油，倒入蒜末、葱段、香菇块，注水，倒入腐竹、栗子肉，加入生抽、盐、青椒块、红椒块焖熟。勾芡，将食材盛入砂锅中，煮至沸，撒上葱段即可。

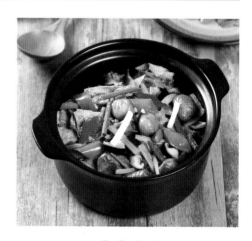

功效解析

腐竹富含蛋白质，栗子养胃健脾、强筋活血。栗子腐竹煲营养美味。

【杏】性味归经：性微温，味甘、酸，有小毒，入肺经。

杏

营养解析

杏营养丰富，含有多种有机成分和人体所必需的维生素及无机盐类，是一种营养价值较高的水果。而且杏里的杏仁，营养更丰富，富含蛋白质、粗脂肪、碳水化合物，还含有磷、铁、钾、钙等无机盐类及多种维生素，是滋补佳品。

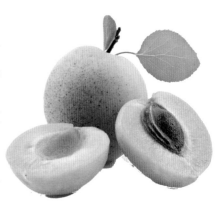

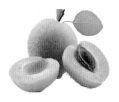

抗癌防癌

杏是维生素 B_{17} 含量最为丰富的果品，而维生素 B_{17} 又是有效的抗癌物质，并能抑制癌细胞的分裂繁殖。

降低胆固醇

杏仁含有丰富的维生素 C 和多酚类成分，这种成分不但能够降低人体内胆固醇的含量，还能显著降低心脏病和很多慢性病的发病率。

止咳平喘、滋润肺部

苦杏仁能止咳平喘，润肠通便，可治疗肺痛、咳嗽等疾病。甜杏仁和日常吃的干果大杏仁偏于滋润，有一定的补肺作用。

食用宜忌

①适宜干咳无痰、肺虚久咳及便秘者，因伤风感冒引起的多痰、咳嗽气喘、大便燥结者食用。
②产妇、幼儿，糖尿病患者不宜食用。
③杏味道甘酸，过量食用容易使胃内的酸液激增，损伤胃黏膜。

健康食养方

暖身养胃

杏果炖雪梨

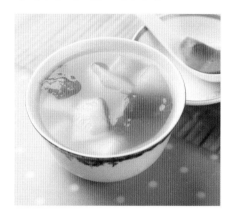

材料

雪梨 150 克，杏 90 克，冰糖 25 克。

制作方法

洗净的雪梨去皮，切开，去核，再切小块。洗好的杏去除果皮，切取果肉，果肉切小块，备用。锅中注入适量清水烧热，倒入备好的雪梨、杏，搅拌匀，盖上盖，烧开后用小火煮约 15 分钟，至其变软。揭盖，倒入冰糖，拌匀，盖上盖，用小火续煮约 10 分钟，至冰糖溶化。揭开盖，搅拌几下，关火后，盛出煮好的甜汤即可。

功效解析

杏果炖雪梨化痰止咳，清热生津，润肺平喘。适用于咳嗽、慢性支气管炎及肠燥便秘等症。

美容养颜

西红柿酸杏汁

材料

西红柿 100 克，杏 50 克，白糖 4 克。

制作方法

洗好的西红柿去除果皮，切小瓣；洗净的杏切开，去除果皮再切小块备用。取榨汁机，选择搅拌刀座组合，倒入备好的西红柿、杏，加入白糖，注入适量温开水，盖好盖，选择"榨汁"功能，榨取蔬果汁。断电后倒出蔬果汁，装入杯中即可饮用。

功效解析

西红柿富含多种维生素，杏含有大量的维生素 E。此饮美容养颜，乃爱美女士必备佳品。

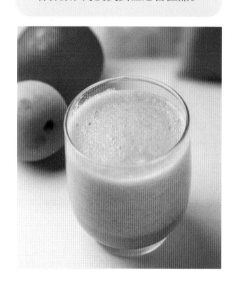

【桃】性味归经：性温，味甘、酸，入肝、大肠经。

营养解析

桃子素有"寿桃"的美称，因其肉质鲜美，又被称为"天下第一果"。桃肉含蛋白质、脂肪、粗纤维、铁、胡萝卜素、维生素 B_1 及挥发油。桃子具有补心、解渴、充饥、生津之功效，能促进消化液的分泌，增加胃肠蠕动，有助于消化。

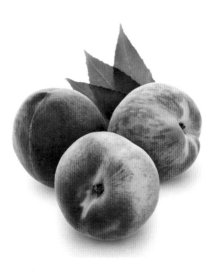

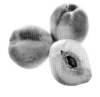

补益气血，养阴生津

大病之后，气血亏虚，面黄肌瘦，心悸气短者适宜食用。

养颜

身体瘦弱、阳虚肾亏者，可用鲜桃数个，同米煮粥食。常服有丰肌悦色作用。

防治便秘

桃子富含多种维生素、矿物质及果酸等，纤维成分果胶颇多，有缓解老年人习惯性便秘的功效。

食用宜忌

①桃子适宜低血糖者及口干饥渴之时食用。

②适宜低血钾和缺铁性贫血者食用，适宜肺病、肝病、水肿患者食用，适宜胃纳欠佳、消化力弱者食用。

③桃子性温，有内热生疮、毛囊炎、痈疖和面部痤疮者忌食，糖尿病患者忌食。

健康食养方

养眼解渴

桃子胡萝卜汁

材料

桃子 120 克，胡萝卜 85 克。

制作方法

洗净的桃子去头尾，切取果肉，改切成小块；洗好去皮的胡萝卜切条形，改切成丁，备用。取榨汁机，选择搅拌刀座组合，倒入切好的桃子、胡萝卜，加入适量温开水，盖上盖，选择"榨汁"功能，榨取汁水。断电后揭开盖，倒出果汁，撇去浮沫即可。

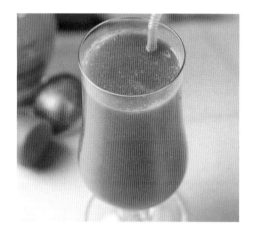

功效解析

胡萝卜的橙色藏着养眼的奥秘，桃子清甜沁入心脾。此汁养眼解渴。

补气安胎

桃子香瓜汁

材料

桃子 85 克，香瓜 65 克。

制作方法

洗好的桃子切取果肉，再切小块；洗净去皮的香瓜切瓣，去籽，改切成小块，备用。取榨汁机，选择搅拌刀座组合，倒入桃子、香瓜，注入适量温开水，盖上盖，选择"榨汁"功能，榨取果汁。断电后揭开盖，倒出果汁，装入杯中即可。

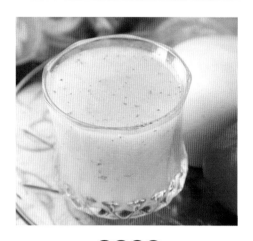

功效解析

桃子香瓜汁可缓解便秘，改善肾病、心脏病，同时还有排尿功效。

五菜为充

【菠菜】性味归经：性凉，味甘、辛，入大肠、胃经。

菠菜

营养解析

菠菜有"营养模范生"之称，它富含类胡萝卜素、维生素C、维生素K、矿物质等多种营养素，具有促进肠道蠕动的作用，利于排便，能促进生长发育、增强抗病能力，促进人体新陈代谢，延缓衰老。

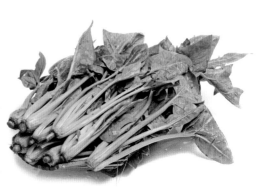

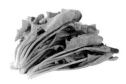

通肠胃

菠菜富含植物粗纤维，具有促进肠道蠕动的作用，利于排便，对于痔疮、慢性胰腺炎、便秘等病症有治疗作用。

补充叶酸

孕妇常吃菠菜能有利于胎儿大脑神经的发育，可以有效预防胎儿先天性缺陷等疾病的发生。

促生长

菠菜中所含的胡萝卜素，在人体内转变成维生素A，能维护正常视力和上皮细胞的健康，增加预防传染病的能力，促进儿童生长发育。

食用宜忌

①电脑工作者，爱美者，糖尿病、高血压、便秘、贫血、坏血病、皮肤粗糙、过敏者适宜食用。

②患有尿路结石、肠胃虚寒、大便溏薄、脾胃虚弱、肾功能虚弱、肾炎和肾结石等病症者不宜多食或忌食。

健康食养方

上班族补充营养必备
芝麻菠菜

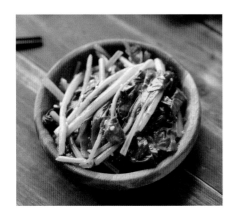

材料

　菠菜 100 克，芝麻适量，盐、芝麻油各适量。

制作方法

　　洗好的菠菜切成段。锅中注入适量的清水，大火烧开，倒入菠菜段，搅匀，煮至断生。将菠菜段捞出，沥干水分，待用。菠菜段装入碗中，撒上芝麻、盐、芝麻油。搅拌片刻，使食材入味。拌好的菠菜装入盘中即可。

功效解析

　　菠菜能促进肠道蠕动；芝麻滋阴润肺，是大脑的优质营养补充剂。此菜是上班族必备。

补血佳品
菠菜猪肝汤

材料

　菠菜 100 克，猪肝 70 克，姜丝少许，高汤、料酒、水淀粉、胡椒粉各适量，盐 2 克。

制作方法

　　猪肝洗净切片，加料酒、盐、水淀粉拌匀腌渍片刻；菠菜洗净，对半切开。锅中倒入高汤，放入姜丝、盐、料酒烧开，倒入猪肝煮沸，放入菠菜，煮1 分钟，撒入胡椒粉后盛出即可。

功效解析

　　菠菜能促进肠道蠕动，此汤具有生血养血、润燥滑肠的作用。

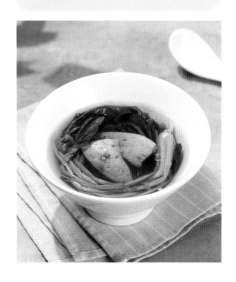

【韭菜】性味归经：性温，味甘、辛，入肝、肾经。

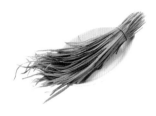

营养解析

韭菜含蛋白质、脂肪、纤维素，还有大量的胡萝卜素、核黄素。此外，韭菜含有挥发性的硫化丙烯，具有辛辣味，有促进食欲的作用。中医认为韭菜能温中行气、补肝肾、壮阳固精，适用于跌打损伤、带下等症状。

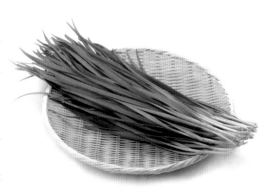

乌发亮发

韭菜中的含硫化合物能使黑色素细胞内酪氨酸系统功能增强，从而改变皮肤毛囊的黑色素，消除皮肤白斑，并使头发乌黑发亮。

补肾温阳

韭菜又叫"起阳草"，具有补肾温阳的食疗功效，能促进生发。

抗疲劳

韭菜中独特气味的来源就是蒜氨酸，它能在蒜氨基酶的作用下转为大蒜素，遇到维生素B_1会结合生成蒜硫胺素，加速疲劳物质——乳酸的分解，具有抗疲劳的食疗功效。

食用宜忌

①夜盲症、干眼病、体质虚寒、皮肤粗糙、便秘、痔疮患者适宜多吃韭菜。
②阴虚火旺，患有眼疾、消化不良、肠胃功能较弱者应少吃韭菜。
③夏季韭菜老化，纤维多而粗糙，不易被人体肠胃消化吸收，加之夏季胃肠蠕动功能降低，多食会引起胃肠不适或腹泻，因此夏季热时不宜多食。

健康食养方

温肾壮阳

韭菜炒鸡肉

材料

鸡胸肉250克，韭菜360克，盐、生抽、料酒、鸡精、食用油各适量。

制作方法

鸡胸肉洗净切片，韭菜洗净切段。热锅注食用油，放鸡胸肉煸炒至变色，加少许料酒、生抽，然后把韭菜放入一起翻炒，至韭菜变软，加适量的盐、鸡精炒匀，即可出锅。

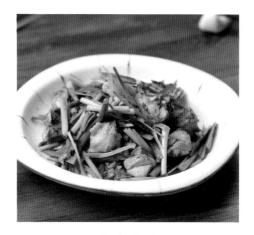

功效解析

韭菜补益肝肾，鸡胸肉滋补养身。此菜滋味鲜美，营养丰富。

防治心脑血管疾病

韭菜苦瓜汤

材料

苦瓜150克，韭菜65克，食用油适量。

制作方法

洗好的韭菜切碎，待用。洗净的苦瓜对半切开，去瓤，再切成片。用食用油起锅，倒入苦瓜，翻炒至变色，倒入韭菜，快速翻炒出香味。注入适量清水，搅匀，用大火略煮一会儿，至食材变软，关火后盛出煮好的汤料即可。

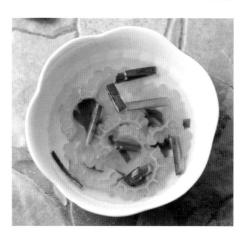

功效解析

韭菜活血散瘀，苦瓜排毒瘦身。此汤养血益气，可防治心脑血管疾病。

【冬瓜】性味归经：性凉，味甘，入肺、大肠、小肠、膀胱经。

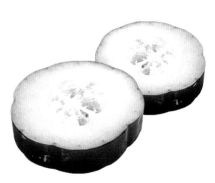

营养解析

冬瓜中以抗坏血酸、硫胺素、核黄素及烟酸含量较高。冬瓜不含脂肪，膳食纤维高，营养丰富而且合理。常吃冬瓜有利于身体健康。中医认为冬瓜的肉、皮、子、藤、叶均可入药，冬瓜皮以利尿见长，冬瓜子以健脾养颜、止咳化痰见长。

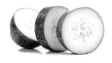

降低血脂、血压

冬瓜含有 8 种矿物元素，其中含钾量显著高于含钠量，属典型的高钾低钠型蔬菜，对需进食低钠食物的肾脏病、高血压病、水肿病患者大有益处。

减脂美肤

冬瓜中所含的丙醇二酸，能有效地抑制碳水化合物转化为脂肪，其本身不含脂肪，热量不高，对于防止人体发胖具有重要意义，可以帮助形体健美。

利尿消肿

冬瓜含维生素 C 较多，且钾盐含量高，钠盐含量较低，高血压病、肾脏病、水肿病等患者食之，可达到消肿而不伤正气的作用。

食用宜忌

①适宜肾病、水肿、肝硬化腹水、癌症、脚气病、高血压病、糖尿病、动脉硬化、冠心病、肥胖及缺乏维生素 C 者多食。
②冬瓜性寒凉，脾胃虚弱、肾脏虚寒、久病滑泄、阳虚肢冷者忌食。
③烹饪时可加入姜等温热的食材或调料，中和冬瓜的寒凉属性。

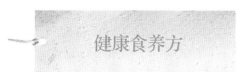

健康食养方

美味营养

香菇冬瓜鸡汤

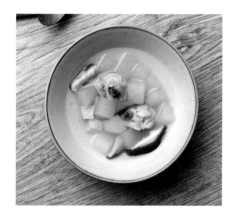

材料

冬瓜 500 克，香菇 50 克，鸡肉 300 克，姜片少许，盐 8 克，鸡粉 4 克，胡椒粉 3 克，料酒、食用油各适量。

制作方法

冬瓜去皮切块，香菇去蒂切片，鸡肉斩块焯水。用食用油起锅，下入姜片、鸡肉块，淋上料酒，注入清水，倒入冬瓜、香菇，用大火烧开。倒入砂煲中，煮沸后小火煮至食材熟透，加入盐、鸡粉、胡椒粉调味，盛出即可。

功效解析

冬瓜清热解暑，非常适合夏日食用。加入香菇提味，与鸡肉同煮，既营养又清凉。

健康瘦身餐

冬瓜菠萝汁

材料

冬瓜 100 克，菠萝肉 90 克。

制作方法

冬瓜去皮后切成小块，菠萝肉切成小块。取出备好的榨汁机，倒入切好的冬瓜块、菠萝块。注入适量的温开水，盖好盖子。选择"榨汁"功能，榨出蔬果汁。断电后倒出蔬果汁，装入杯中即可。

功效解析

冬瓜含水多，有清热、解渴、利尿的作用。多吃冬瓜对身体有益。

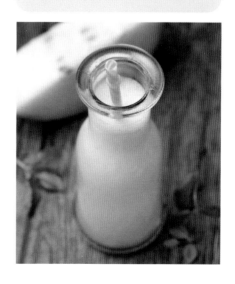

【白萝卜】性味归经：性凉，味辛、甘，入肺、胃经。

白萝卜

营养解析

白萝卜含芥子油、淀粉酶和粗纤维，能促进消化，增强食欲。其含有的矿物质可促进胃肠蠕动，有"冬吃萝卜夏吃姜，不用医生开药方"的说法。《本草纲目》称之为"蔬中最有利者"。

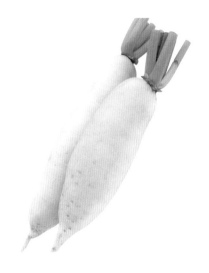

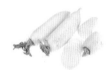

防癌

白萝卜含有木质素，能提高巨噬细胞的活力，吞噬癌细胞。此外，萝卜所含的多种酶，能分解致癌的亚硝酸胺，具有防癌作用。

嫩肤抗衰

白萝卜中含有各种丰富的维生素，特别是叶子中维生素 C 的含量很高，维生素 C 能防止皮肤老化，阻止色斑的形成，保持皮肤的白嫩。此外，维生素 A 和维生素 C 都有抗氧化的作用，可以有效抑制癌症，也可以预防老化及动脉硬化等。

食用宜忌

①头屑多、头皮痒、咳嗽、鼻出血者适宜食用。
②胃溃疡、十二指肠溃疡、慢性胃炎、单纯甲状腺肿、先兆流产、子宫脱垂等患者忌吃。
③现代营养学研究证实，白萝卜含丰富的淀粉酶，有助消化和消除胃肠胀气。

健康食养方

治咳嗽良方
蜜蒸白萝卜

材料

　　白萝卜350克，枸杞子8克，蜂蜜50克。

制作方法

　　将洗净去皮的白萝卜切成片，备用。取一个干净的蒸盘，放上切好的白萝卜，摆好，再撒上洗净的枸杞子。蒸锅上火烧开，放入装有白萝卜的蒸盘，盖上盖，用大火蒸约5分钟，至白萝卜熟透。揭开盖，取出蒸好的萝卜片，趁热浇上蜂蜜即成。

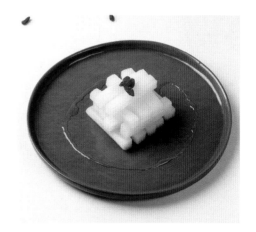

功效解析

　　蜂蜜有滋润作用，白萝卜能润肺、消炎。二者搭配，可治疗咳嗽。

养心安神
萝卜麦枣甘草汤

材料

　　白萝卜50克，小麦80克，排骨250克，红枣10枚，甘草5克，盐、鸡粉适量。

制作方法

　　洗净去皮的白萝卜切块，排骨焯水。砂锅注水烧开，倒入排骨、甘草、小麦，用大火煮开后转小火煮1小时。放入白萝卜、红枣，续煮10分钟至食材熟透。揭盖，加入盐、鸡粉，拌匀调味。关火后盛出，装入碗中即可。

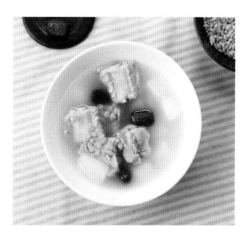

功效解析

　　红枣益气，甘草清热解毒，白萝卜清热生津。此汤养心安神、清热止渴。

【四季豆】性味归经：性平，味甘，入脾、胃经。

四季豆

营养解析

四季豆含蛋白质、氨基酸、维生素、粗纤维等营养成分，以及钙、铁等多种微量元素。

中医认为其能化湿而不燥烈，健脾而不滞腻，为脾虚湿停常用之品。有调和脏腑、益气健脾、消暑化湿和利水消肿的功效。

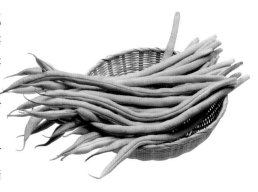

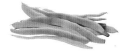

补益心脏

四季豆中含有可溶性纤维，可降低胆固醇，且还富含维生素 A 和维生素 C。同时，四季豆又是微量元素钾、镁的重要来源，能很好地稳定血压，减轻心脏的负担。

强壮骨骼

虽然四季豆的钙含量不是很多，但是它含有大量的维生素 K。研究表明，维生素 K 能增加骨质疏松病人的骨密度，降低骨折的风险。

食用宜忌

①皮肤瘙痒、急性肠胃炎、水肿、失眠、食欲不振、心脏病、动脉硬化、高血脂、低血钾和忌盐患者适宜常吃四季豆。

②有消化功能不良、慢性消化道疾病者不宜食用四季豆，因为四季豆在消化过程中易产生过多的气体，使人胀气。

健康食养方

强化牙齿珐琅质

凉拌四季豆

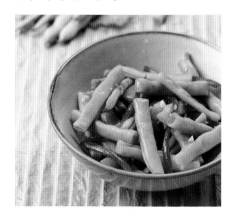

材料

四季豆 200 克，红椒 10 克，蒜末少许，盐 3 克，生抽 3 毫升，鸡粉、陈醋、芝麻油、食用油各适量。

制作方法

洗净的四季豆切长段，红椒切丝。锅中倒水烧开，加入食用油、盐，倒入四季豆、红椒丝，煮 3 分钟。把四季豆、红椒丝倒入碗中，放入蒜末，加入适量盐、鸡粉，再加入少许生抽、陈醋，淋入少许芝麻油，用筷子拌匀至入味，将拌好的四季豆装盘即可。

功效解析

四季豆富含蛋白质和多种氨基酸，简易拌制后更是色香味俱全，增加食欲。

荤素均衡佳肴

虾酱四季豆

材料

四季豆 400 克，虾酱 1 匙，盐 2 克，白糖 10 克，蒜头半个，食用油适量。

制作方法

四季豆去掉筋络切小段，炒锅加水，烧开后加食用油、盐，焯至八成熟，捞起过冷水。蒜头去皮切片，炒锅放油，油温后放入蒜片煸香，再倒入四季豆煸 3 ~ 4 分钟，加入虾酱、盐、白糖，炒匀盛出即可。

功效解析

四季豆含有不饱和脂肪酸等营养成分，虾酱四季豆荤素搭配，健康营养，口感独特。

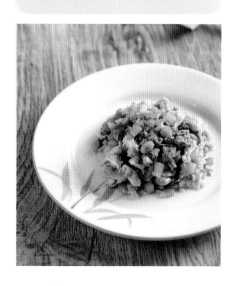

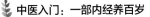

五汁为饮

【梨汁】性味归经：性寒，味甘、微酸，入肺、胃经。

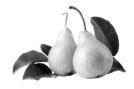

营养解析

梨多汁，即可食用，又可入药，为"百果之宗"，榨为梨汁，名为"天然矿泉水"。梨含有蛋白质、脂肪、碳水化合物、粗纤维、多种微量元素。中医认为，梨有止咳化痰、清热降火、养血生津、润五脏、镇静安神等功效。

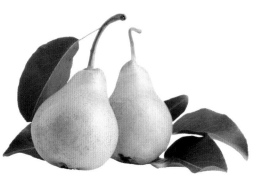

润喉利咽

梨具有润燥消风、润喉利咽等功效。在秋季气候干燥时，人们常感到皮肤瘙痒、口干舌燥，有时干咳少痰，每天吃一两个梨可缓解秋燥，有益健康。

降低血压

梨含有多种营养物质及维生素，具有降低血压、养阴清热的功效。其能促进食欲，帮助消化，并有利尿通便和解热作用，可用于高热时补充水分和营养。

食用宜忌

①肺热咳嗽、音哑、急慢性支气管炎、肺结核、高血压病、心脏病、肝炎、肝硬化、肺癌患者适宜食用。
②脾虚便溏、慢性肠炎、胃寒病及糖尿病患者慎吃梨。
③用以止咳化痰者，不宜选择含糖量太高的甜梨。

健康食养方

止咳化痰

苹果梨冬瓜紫薯汁

材料

苹果75克，梨85克，冬瓜肉100克，紫薯40克。

制作方法

洗净的梨切小块，冬瓜肉切小块，洗净的苹果切小块，洗净去皮的紫薯切小块。取榨汁机，选择搅拌刀座组合，倒入切好的材料，注入适量的温开水，盖好盖子，选择"榨汁"功能，榨取蔬果汁。断电后倒入杯中即成。

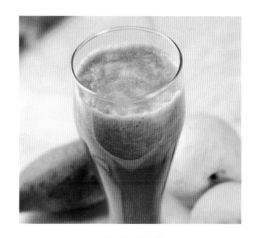

功效解析

梨清热解渴，此汁润肺清燥、止咳化痰、养血生肌。

润燥消风

梨汁

材料

雪梨270克。

制作方法

洗净去皮的雪梨切开，去核，把果肉切成小块，备用。取榨汁机，选择搅拌刀座组合，倒入雪梨块。注入适量温开水，盖上盖，选择"榨汁"功能，榨取汁水。断电后倒出雪梨汁，装入杯中，撇去浮沫即可。

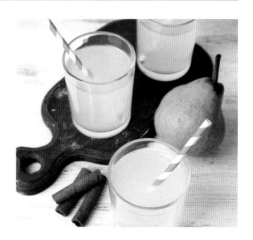

功效解析

梨汁可促进食欲，利尿通便，可用于天气炎热时补充水分和营养。

【藕汁】性味归经：性凉，味辛、甘，入肺、胃经。

藕汁

营养解析

　　莲藕中含有丰富的维生素，莲藕的花、叶、柄，莲藕的莲房、荷花的莲须都有很好的保健作用，可做药材。中医认为，生莲藕甘凉入胃，可消瘀凉血、清烦热、止呕渴。熟藕，其性也由凉变温，有养胃滋阴、健脾益气的功效，是一种很好的食补佳品。

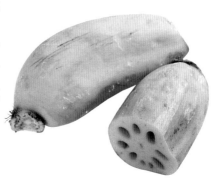

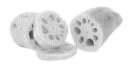

降糖降脂益肠道

　　莲藕富含膳食纤维，热量不高，因而能控制体重，有助于降低血糖和胆固醇水平，促进肠蠕动，预防便秘及痔疮。

止痛减压护心脏

　　莲藕中富含 B 族维生素，补充 B 族维生素有助减少烦躁，缓解头痛和减轻压力，进而降低心脏病危险。

补血益神助消化

　　鲜莲藕含有丰富的铜、铁、钾、锌、镁和锰等微量元素。在块茎类食物中，莲藕含铁量较高，因此缺铁性贫血者宜食。莲藕中的多种微量元素有益于红细胞的产生，保持肌肉和神经的正常工作。另外，这些营养素还有助于分泌消化酶，改善消化。

食用宜忌

　　①体弱多病、营养不良、高热、吐血，以及高血压病、肝病、食欲不振、缺铁性贫血和便秘者适宜常吃。
　　②脾胃消化功能低下、大便溏泄者不宜食用生莲藕。
　　③因为莲藕性寒，所以产妇不宜过早食用莲藕，一般宜在产后 1～2 周后食用。

健康食养方

健脾开胃

藕汁蒸蛋

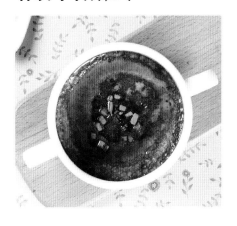

材料

鸡蛋3个，莲藕汁200毫升，葱花少许，生抽5毫升，盐、芝麻油各适量。

制作方法

取一个大碗，打入鸡蛋，搅散，倒入莲藕汁，搅拌均匀，加入少许盐，搅匀调味，倒入备好的蒸碗中。蒸锅大火烧开，放上蛋液，盖上锅盖，大火蒸12分钟至熟。揭开锅盖，取出蒸蛋，淋入少许生抽、芝麻油，撒上葱花即可食用。

功效解析

藕汁蒸蛋能增长肌肉，解热止渴，还具有安神镇定、增强食欲的作用。

清热生津

甘草藕汁饮

材料

莲藕250克，甘草少许。

制作方法

洗净去皮的莲藕，切片再切成粗丝，备用。砂锅中注入适量清水烧热，放入备好的莲藕片、甘草，盖上盖，大火烧开后用小火煮约30分钟至食材熟透。揭开盖，搅拌均匀，关火后盛出煮好的汤料，滤入杯中即可。

功效解析

莲藕有清热凉血的作用，搭配甘草，能消瘀清热、清肺润燥、生津止渴。

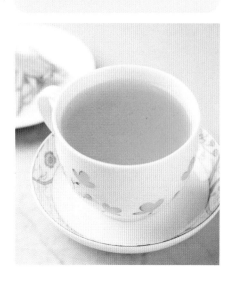

【马蹄汁】性味归经：性微凉，味甘，入肺、胃、大肠经。

马蹄汁

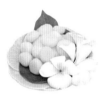

营养解析

马蹄口感甜脆，营养丰富，含有蛋白质、脂肪、粗纤维和碳水化合物。既可以生吃，也可以用来烹调，可制淀粉，还可作中药。马蹄具有清热解毒、凉血生津、利尿通便、化湿祛痰、消食除胀的功效。

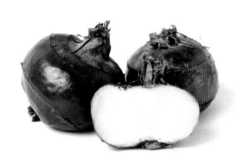

强身健体

马蹄中含的磷是根茎类蔬菜中较高的，能促进人体生长发育和维持生理功能的需要，对牙齿骨骼的发育有很大好处，同时可促进体内的糖、脂肪、蛋白质三大物质的代谢，调节酸碱平衡，因此马蹄适于儿童食用。

抑制细菌

马蹄中有一种"马蹄英"，这种物质对金黄色葡萄球菌、大肠杆菌、产气杆菌及绿脓杆菌均有一定的抑制作用，对降低血压也有一定效果。

食用宜忌

①儿童、发热病人、肺癌及食道癌患者适宜常吃马蹄。

②脾胃虚寒、血虚、血瘀者及经期女性慎吃马蹄。

③马蹄富含淀粉，糖尿病患者尽量少吃或不吃。

④冬季不宜常吃马蹄，以免寒凉之气损伤人体的阳气。

健康食养方

化痰开胃

马蹄西红柿豆浆

材料

西红柿、马蹄肉各 40 克，水发黄豆 50 克，冰糖适量。

制作方法

洗净的西红柿切丁，洗净的马蹄肉切小块，将已浸泡 8 小时的黄豆洗净。将备好的冰糖、马蹄块、西红柿丁、黄豆倒入豆浆机中，注入适量温开水，盖上豆浆机机头，选择"五谷"程序，开始打浆，运转约 15 分钟即成。

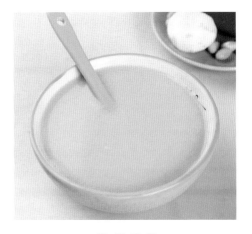

功效解析

马蹄性味甘寒，功效清热化痰、生津开胃，打成豆浆，风味独特。

治疗咽喉肿痛

马蹄汁

材料

马蹄肉 100 克，蜂蜜适量。

制作方法

将洗净去皮的马蹄切成小块，备用。取榨汁机，选择搅拌刀座组合，倒入马蹄，加入适量温开水，盖上盖，选择"榨汁"功能，榨取马蹄汁。揭开盖，放入适量蜂蜜，盖上盖，搅拌均匀。断电后把榨好的马蹄汁倒入杯中即可。

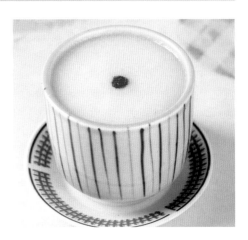

功效解析

马蹄清肺热，富含黏液质，有生津润肺、凉血化湿、消食除胀的功效。

【甘蔗汁】性味归经：性凉，味甘，入肺、脾、胃经。

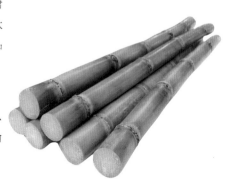

营养解析

甘蔗中含有丰富的糖分、水分，还含有对人体新陈代谢非常有益的各种维生素、脂肪、蛋白质、有机酸、钙、铁等物质。甘蔗具有清热、生津、下气、润燥及解酒等功效，实为夏暑秋燥之良品。

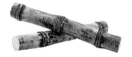

补充糖分

甘蔗可以为机体补充充足的热能，对防治低血糖、消除疲劳、中暑等有较好的疗效。

润肠通便

甘蔗可缓解口干舌燥、津液不足、小便不利、大便秘结、反胃呕吐、消化不良、发热口渴等症状。

健脾利尿

甘蔗有解热止渴、生津润燥、和中宽膈、下气止呕、助脾健胃、利尿、滋养的功效。

食用宜忌

①肺热干咳、胃热呕吐、肠燥便秘、小儿痘疹、饮酒过量、发热烦渴、津液不足、口干舌燥、口干苔少或无苔舌红患者适宜常吃甘蔗。

②脾胃虚寒、胃腹寒痛、糖尿病患者不宜食用甘蔗。

③甘蔗有解酒功能，但不能与白酒同食，同食易生痰。

健康食养方

清热利水

甘蔗冬瓜汁

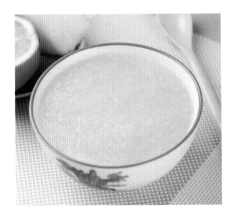

材料

甘蔗汁 300 毫升，冬瓜 270 克，橙子 120 克。

制作方法

洗净的冬瓜去皮，改切成薄片；洗好的橙子切开，切小瓣，去除果皮。锅中注水烧开，倒入切好的冬瓜，拌匀，煮 5 分钟，至其熟软，捞出煮好的冬瓜，待用。取榨汁机，选择搅拌刀座组合，倒入橙子瓣、冬瓜片，加入甘蔗汁，盖好盖，选择"榨汁"功能，榨取蔬果汁。断电后，取下搅拌杯，倒出汁水，装入碗中即可饮用。

功效解析

冬瓜解暑清热、止渴利尿；甘蔗治肺虚热咳嗽，清热解毒。二者结合，清热利水，缓解暑热。

滋阴润肺

马蹄甘蔗汁

材料

马蹄肉 120 克，甘蔗段 85 克。

制作方法

洗净的马蹄肉切成小块，洗好的甘蔗切成小块，备用。取榨汁机，选择搅拌刀座组合，倒入切好的马蹄肉、甘蔗段，注入适量温开水。盖上盖，选择"榨汁"功能，榨取汁水。断电后倒出甘蔗汁，装入杯中即可。

功效解析

马蹄清热解毒、生津止渴。马蹄甘蔗汁主治口干舌燥，津液不足，反胃呕吐等。

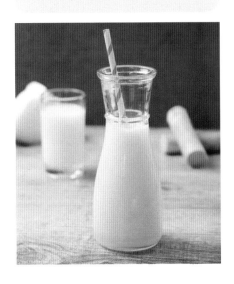

【玉米汁】性味归经：性平，味甘，入脾、肺经。

营养解析

玉米的营养成分比较全面，含蛋白质、钙、磷、铁，还含有胡萝卜素、烟酸、谷固醇、卵磷脂、维生素E、赖氨酸等。玉米中还含有一种抗癌因子（谷胱甘肽），有抗癌作用，它可与人体内多种致癌物质结合，能使这些物质失去致癌性。

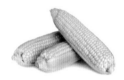

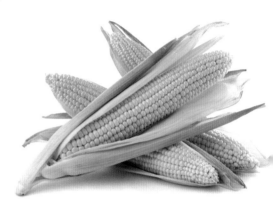

降低血脂、血压

玉米中丰富的钙可起到降血压的功效，可促进细胞分裂、降低血清胆固醇，并防止其沉积于血管壁。因此，玉米对冠心病、动脉粥样硬化、高脂血症及高血压病等都有一定的预防和治疗作用。

抗衰老

玉米中丰富的营养物质能增强记忆力和促进新陈代谢、调整神经系统功能，有使皮肤细嫩光滑，抑制、延缓皱纹产生的作用。

食用宜忌

①水肿、脚气病、小便不利、腹泻、动脉粥样硬化、冠心病、习惯性流产、不育症等患者适宜常吃。
②遗尿、糖尿病患者不宜食用。
③玉米受潮变质产生黄曲霉素，有致癌作用，禁止食用。

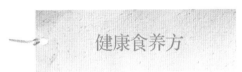

健康食养方

健康可口饮料

自制玉米汁

材料

鲜玉米粒 200 克，白糖 10 克。

制作方法

砂锅中注入适量清水烧开，倒入洗净的鲜玉米粒，煮约 5 分钟，关火后捞出。取榨汁机，倒入煮好的鲜玉米粒，注入适量温开水，盖上盖，榨约 1 分钟，至食材榨出汁水。断电后倒出玉米汁在杯中即成，饮用时加入少许白糖，拌匀即可。

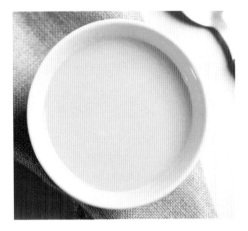

功效解析

口感清爽的玉米粒在榨成汁之后变得异常香浓，十分可口。

低脂补钙佳品

酸奶玉米蓉

材料

玉米粒 90 克，酸奶 50 毫升。

制作方法

沸水锅中倒入洗净的玉米粒，焯煮一会儿至断生。捞出焯好的玉米粒，沥干水分，装盘待用。取出榨汁机，打开盖子，倒入焯好的玉米粒，加入酸奶，盖上盖子，榨约 30 秒成酸奶玉米蓉。将榨好的酸奶玉米蓉装入杯中即可。

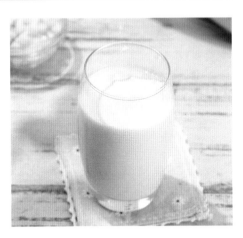

功效解析

玉米中含有胡萝卜素、核黄素等营养物质。此饮品酸甜爽口，奶香浓郁。

健康食养方

清甜润肠饮
蜂蜜玉米汁

材料

鲜玉米粒 100 克，蜂蜜 15 克。

制作方法

将洗净的玉米粒装入搅拌杯中，加入适量温开水，榨取新鲜的玉米汁。将榨好的玉米汁倒入锅中，盖上盖，用大火加热，煮至沸。揭开盖子，加入适量蜂蜜，略微搅拌，使玉米汁味道均匀。盛出煮好的玉米汁，装入杯中，放凉即可饮用。

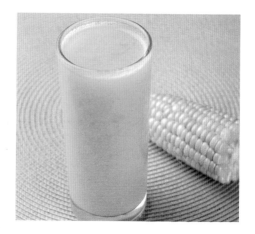

功效解析

玉米中所含的维生素 E 对人体肠胃有润滑之效，配蜂蜜增强其功效。

营养风味饮料
鲜奶玉米汁

材料

玉米粒 80 克，鲜奶 60 毫升，白糖适量。

制作方法

倒入洗净的玉米粒，注入备好的鲜奶，加入少许温开水，盖上盖，调转旋钮，开始榨汁。将榨好的玉米汁倒入滤网，滤入碗中，待用。热锅中倒入过滤好的玉米汁，用大火煮开，将煮好的玉米汁盛入杯子即可。

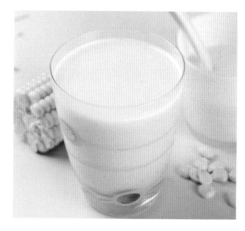

功效解析

玉米营养美味，易吸收消化，配合鲜浓的牛奶，口感清甜、香滑，健康。